Casuïstiek voor doktersassistenten

Ik heb pijn op de borst

Casuïstiek voor doktersassistenten

Ik heb pijn op de borst

S. van der Krogt en A. Starink

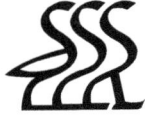

Bohn Stafleu van Loghum
Houten 2010

© 2010 Bohn Stafleu van Loghum, onderdeel van Springer Uitgeverij
Alle rechten voorbehouden. Niets uit deze uitgave mag worden verveelvoudigd, opgeslagen in een geautomatiseerd gegevensbestand, of openbaar gemaakt, in enige vorm of op enige wijze, hetzij elektronisch, mechanisch, door fotokopieën of opnamen, hetzij op enige andere manier, zonder voorafgaande schriftelijke toestemming van de uitgever.

Voor zover het maken van kopieën uit deze uitgave is toegestaan op grond van artikel 16b Auteurswet 1912 j° het Besluit van 20 juni 1974, Stb. 471, zoals gewijzigd bij het Besluit van 23 augustus 1985, Stb. 471 en artikel 17 Auteurswet 1912, dient men de daarvoor wettelijk verschuldigde vergoedingen te voldoen aan de Stichting Reprorecht (Postbus 3051, 2130 KB Hoofddorp).

Voor het overnemen van (een) gedeelte(n) uit deze uitgave in bloemlezingen, readers en andere compilatiewerken (artikel 16 Auteurswet 1912) dient men zich tot de uitgever te wenden.

Samensteller(s) en uitgever zijn zich volledig bewust van hun taak een betrouwbare uitgave te verzorgen. Niettemin kunnen zij geen aansprakelijkheid aanvaarden voor drukfouten en andere onjuistheden die eventueel in deze uitgave voorkomen.

ISBN 978 90 313 7914 9
NUR 891

Onderwijskundig advies: Sink
Concept en tekst: Questgroep
Ontwerp: Studio HdeK

Bohn Stafleu van Loghum
Het Spoor 2
Postbus 246
3990 GA Houten

www.bsl.nl

Inhoud

Inleiding	7
1. Medische achtergrondkennis	9
- Anatomie en fysiologie	10
- Ziektebeelden	21
2. De intake	25
- Ernst van de klachten	26
- Het intakegesprek	27
3. Geneesmiddelen	33
- Medicijnen voor hart en bloedvaten	34
4. Medisch handelen	37
- Vingerprik	38
- Bloeddruk meten 1: manometer	39
- Bloeddruk meten 2: elektronische bloeddrukmeter	40
- Venapunctie	41
- ECG maken	42
- Andere vormen van onderzoek	44
5. Voorlichting en advies	47
- Persoonlijke voorlichting	48
- Klantgericht denken	50
6. Administratieve taken	55
- Huisartsen Informatie Systeem	56
7. De maatschappij en jij	59
- De Arbowet	60
- Discussies in de samenleving	61
8. Persoonlijke groei	65
- Persoonlijke drijfveren	66

De antwoorden op de vragen die in de diverse hoofdstukken aan bod komen vind je op:
www.agcontext.nl

Inleiding

In de borstkas bevinden zich een aantal belangrijke organen. Pijn op de borst kan wijzen op problemen met één van deze organen, maar ook op beschadiging van een of meer ribben.

In dit werkboek komen de volgende onderwerpen aan bod:

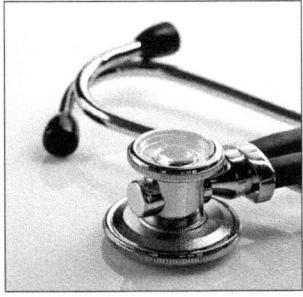

Medische achtergrondkennis
Hoe zit de borstkas in elkaar?
Wat is de bouw en werking van het hart, de longen en de slokdarm?
Welke aandoeningen veroorzaken pijn op de borst?

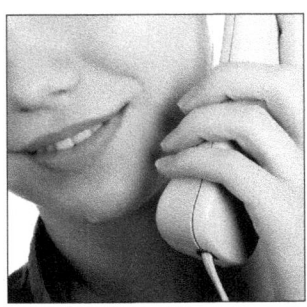

De intake
Hoe beoordeel je de ernst van de klacht?
Wanneer is een afspraak wenselijk of zelfs urgent?

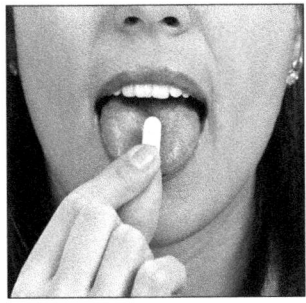

Geneesmiddelen
Met welke geneesmiddelen kunnen problemen met hart en bloedvaten behandeld worden?

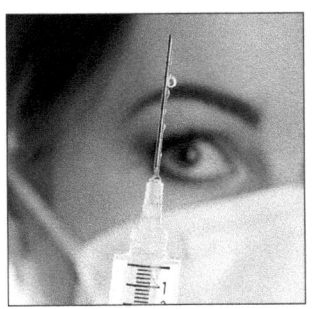

Medisch handelen
Hoe voer je een vingerprik uit?
Op welke manieren kan de bloeddruk gemeten worden?
Hoe gaat een venapunctie in zijn werk?
Hoe maak je een hartfilmpje?
Wat houden een inspannings-ECG en een Holterregistratie in?

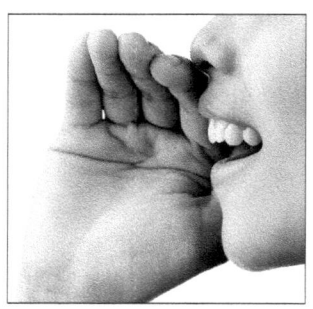

Voorlichting en advies
Wat vertel je patiënten met pijn op de borst en hoe doe je dat?
Wat is het verschil tussen klantgericht, aanbodgericht en vraaggericht denken?

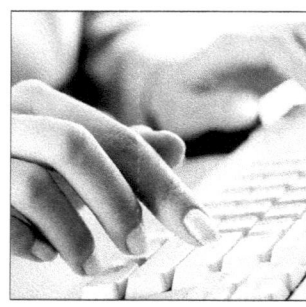

Administratieve taken
Hoe verwerk je de gegevens in het medisch dossier?

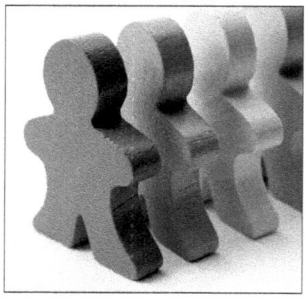

De maatschappij en jij
Welke risico's loopt een doktersassistent op het werk?
Overgewicht: een groeiend maatschappelijk probleem.

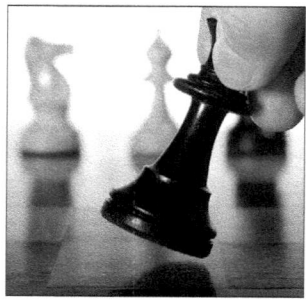

Persoonlijke groei
Wat zijn jouw sterke en zwakke kanten?
Hoe gedreven ben jij in je werk?

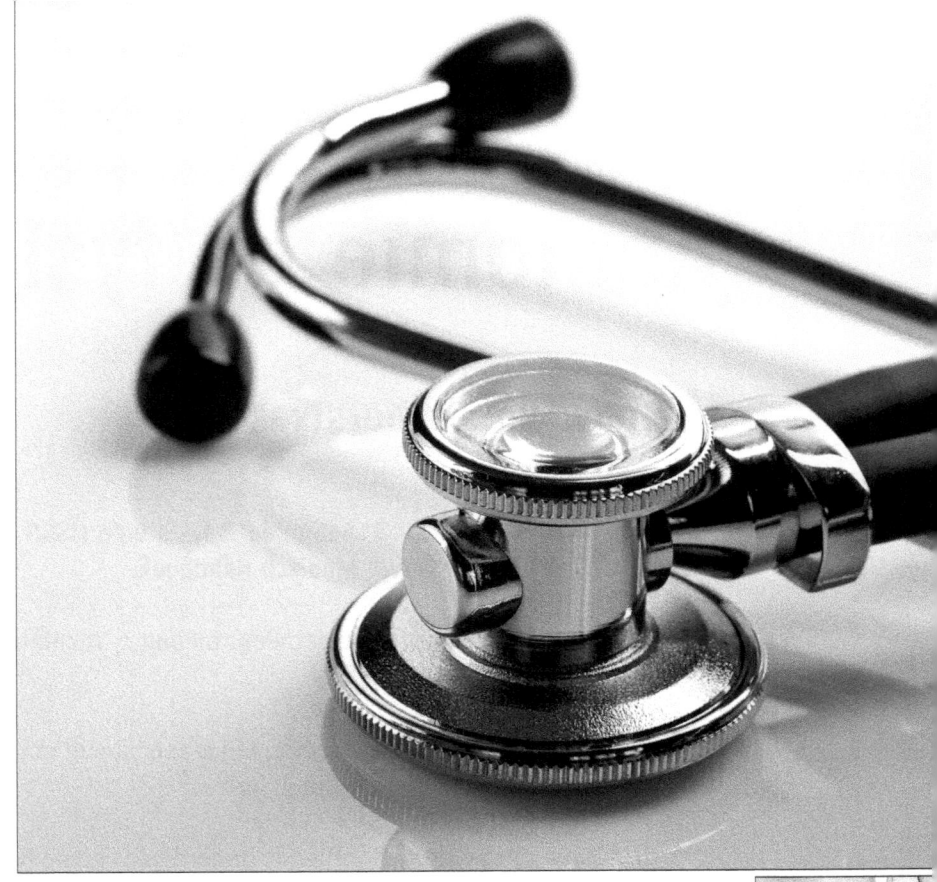

hoofdstuk 1
Medische achtergrondkennis

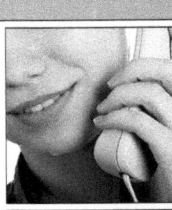
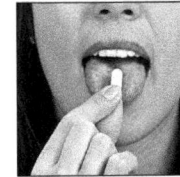
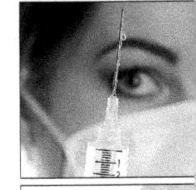
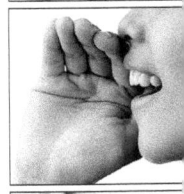

In de borstkas zitten de longen en het hart. Daar tussendoor lopen de luchtpijp en de slokdarm. Problemen met deze organen leiden vaak tot pijn op de borst. Net zoals aandoeningen aan of beschadiging van de ribben.
Bij pijn op de borst denken mensen snel aan hartklachten. En dat is een griezelig idee want het hart is de motor van je lichaam.

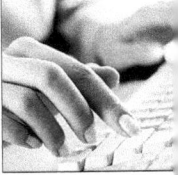
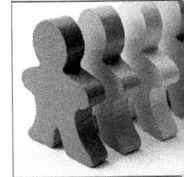
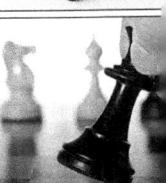

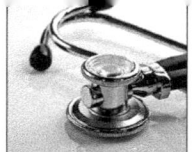

Anatomie en fysiologie

1.1 Bouw van de borstkas

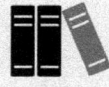 • Basiswerk AG: Anatomie & fysiologie (ISBN 978 90 313 4672 1)
• Merck Manual Medisch Handboek

 • bioplek.org (> algemeen: inhoud > rechterkolom > borstkas)

De borstkas is een slimme constructie. Hij is zeer stevig maar toch beweeglijk. Dat moet ook wel, want anders zou je geen adem kunnen halen.

Zoek de namen op van de verschillende onderdelen van de borstkas.

1	
2	
3	
4	
5	
6	

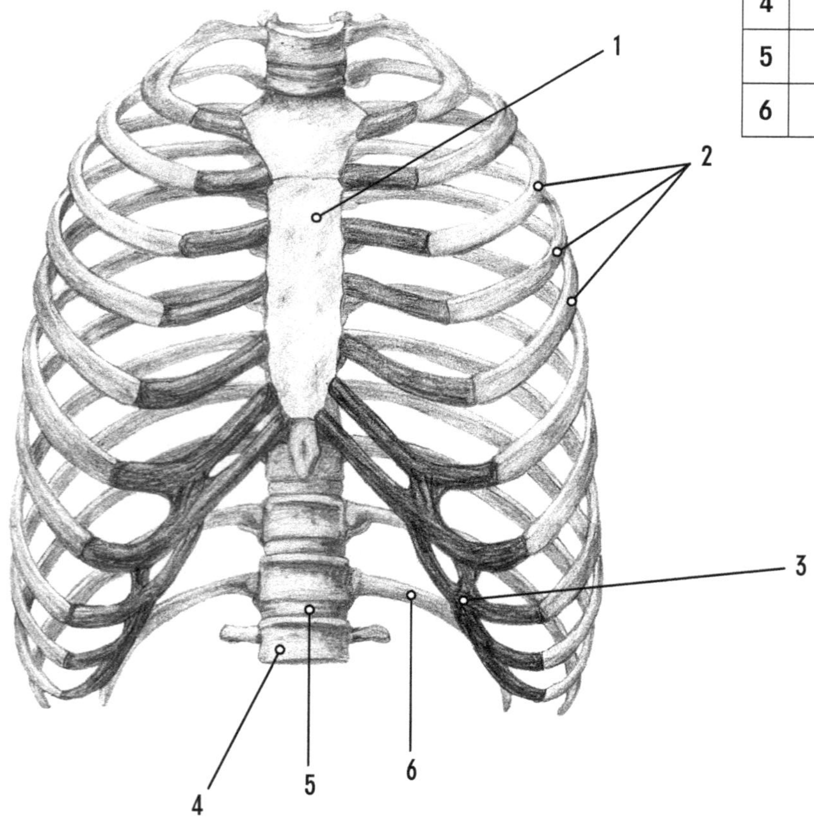

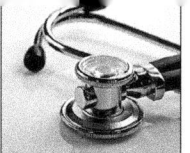

1.2 Bouw en werking van de longen

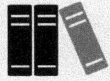
- Basiswerk AG: Anatomie & fysiologie (ISBN 978 90 313 4672 1)
- Merck Manual Medisch Handboek

- www.schooltv.nl/beeldbank (> luchtwegen)
- www.agcontext.nl (> toets jezelf > algemeen > 1.5)

De borstkas wordt voor het grootse deel gevuld met je longen. Dit orgaan haalt de zuurstof uit de lucht die alle weefsels nodig hebben voor hun energievoorziening. In de longen wordt ook het kooldioxide afgegeven, het afvalproduct van de verbranding in de lichaamscellen.

Zoek de namen op van de verschillende onderdelen van de longen.

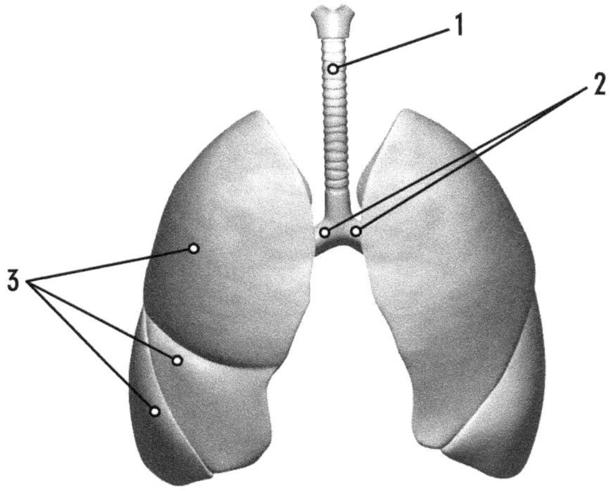

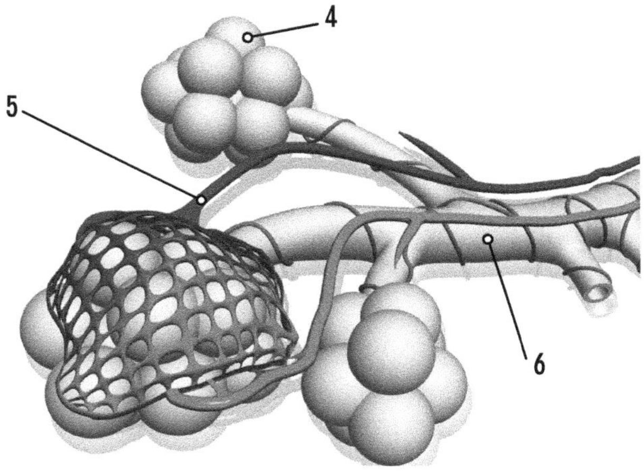

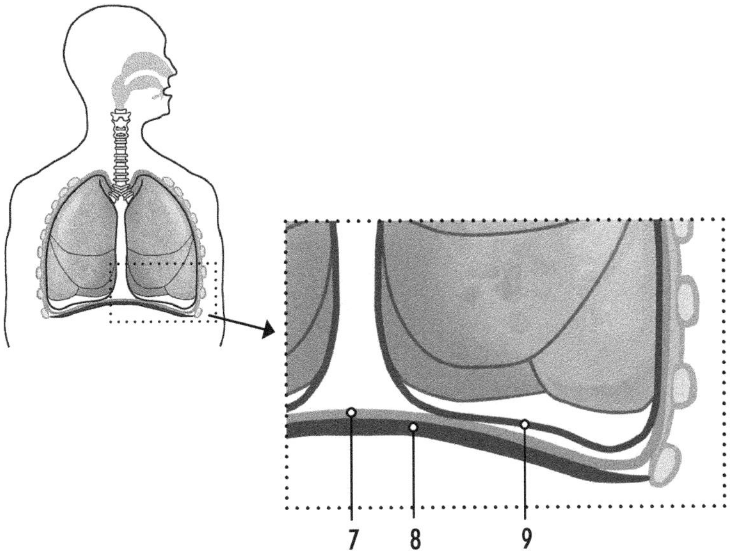

1	
2	
3	
4	
5	
6	
7	
8	
9	

Maak de interactieve toets 1.5 op www.agcontext.nl

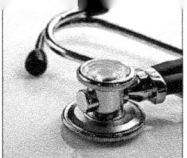

1.3 Bouw en werking van het hart

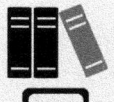
- Basiswerk AG: Anatomie & fysiologie (ISBN 978 90 313 4672 1)
- Merck Manual Medisch Handboek

- bioplek.org (> algemeen: inhoud > rechterkolom > hart/bloedsomloop)

In het centrum van de borstkas bevindt zich 'de motor' van het lichaam: het hart. Dit orgaan is dag en nacht bezig met het rondpompen van bloed door het hele lichaam. Een vitale functie, want via het bloed worden alle lichaamsweefsels voorzien van zuurstof en voedsel.

Vul de namen in van de verschillende onderdelen van het hart.

1	
2	
3	
4	
5	
6	
7	
8	
9	
10	
11	
12	
13	
14	
15	
16	

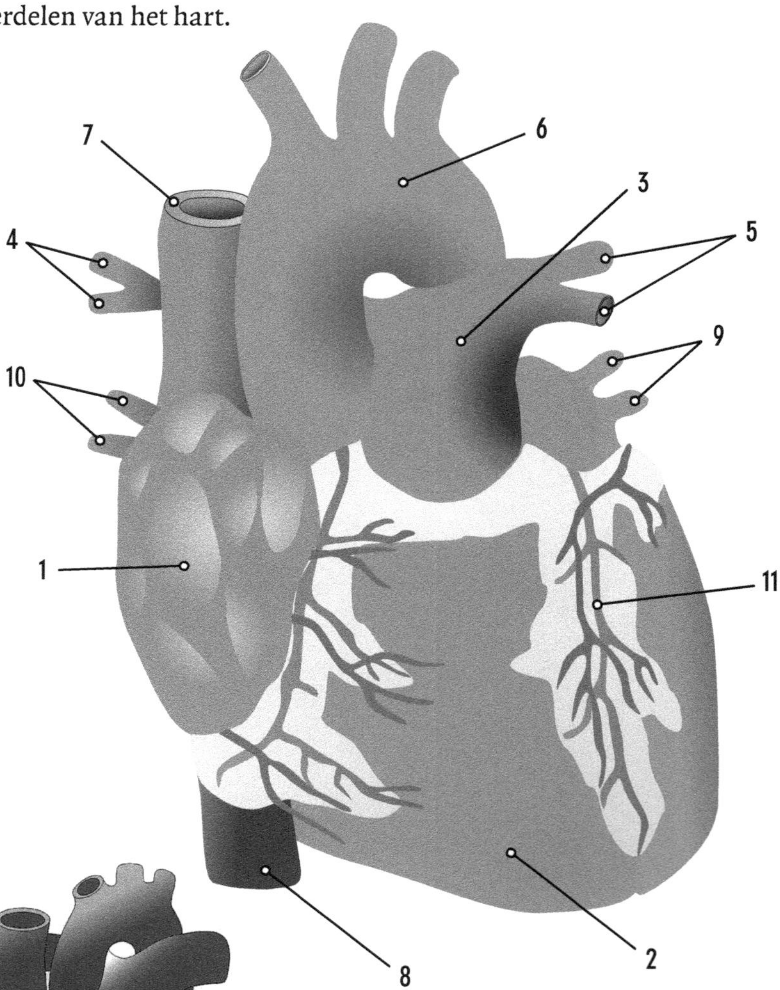

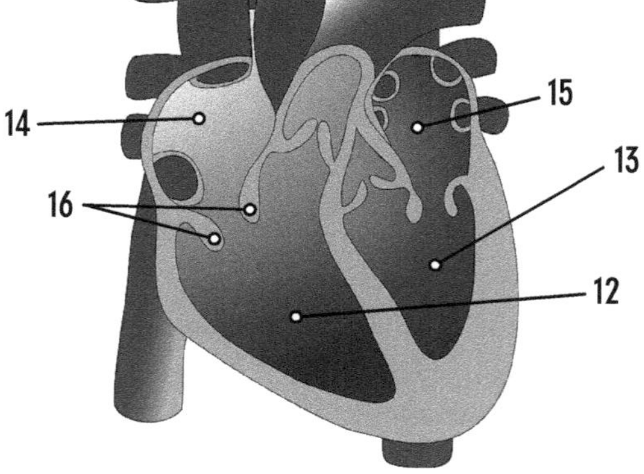

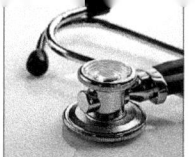

1.4 Kleine en grote bloedsomloop

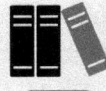
- Basiswerk AG: Anatomie & fysiologie (ISBN 978 90 313 4672 1)
- Merck Manual Medisch Handboek

- bioplek.org (> algemeen: inhoud > rechterkolom > hart/bloedsomloop)

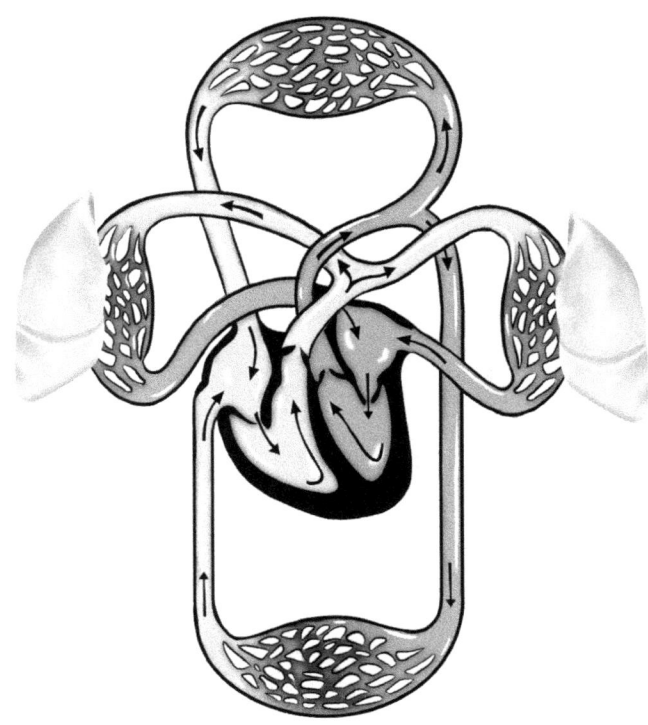

In de bloedsomloop zijn twee verschillende circuits te onderscheiden: de kleine en de grote bloedsomloop. Beide hebben een andere functie.

Hoe loopt de kleine bloedsomloop en waarvoor dient deze?

Hoe loopt de grote bloedsomloop en wat is de functie daarvan?

Medische achtergrondkennis

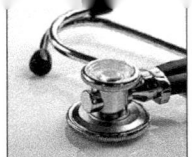

Het hart moet ervoor zorgen dat het bloed de juiste weg aflegt. Zo moet zuurstofarm bloed eerst langs de longen voordat het naar de rest van het lichaam gaat. Om het bloed in goede banen te leiden bestaat het hart uit twee helften. Een slim systeem van kleppen zorgt dat het bloed niet de verkeerde kant op kan stromen.

Geef in onderstaande figuur aan hoe het bloed van, naar en door het hart stroomt.

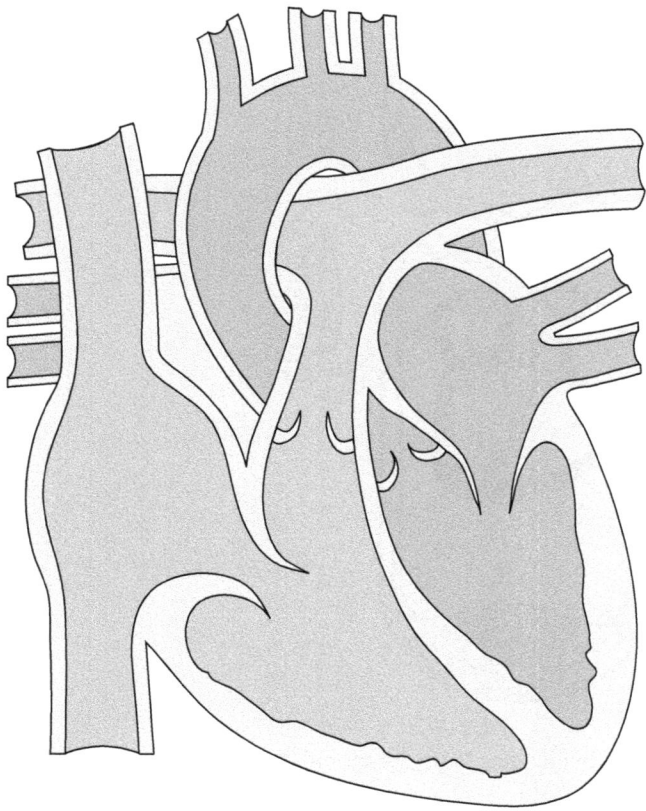

Niet alleen de hartslag zelf is te horen, ook de stroming van bloed langs de hartkleppen geeft een bepaald geruis. Als er iets mis is met de hartkleppen, dan verandert dat geluid. Een geoefend arts hoort dat verschil.

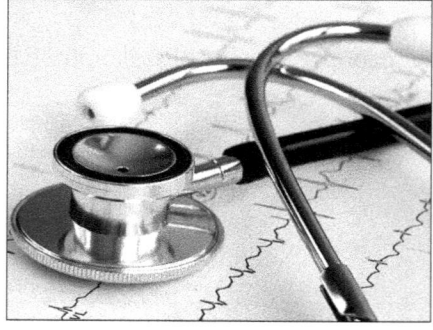

Luister met behulp van een stethoscoop naar elkaars hart. Welke geluiden hoor je?

Medische achtergrondkennis

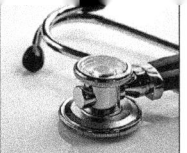

1.5 De hartslag

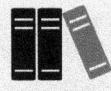
- Basiswerk AG: Anatomie & fysiologie (ISBN 978 90 313 4672 1)
- Merck Manual Medisch Handboek

- bioplek.org (> algemeen: inhoud > rechterkolom > hart/werking)

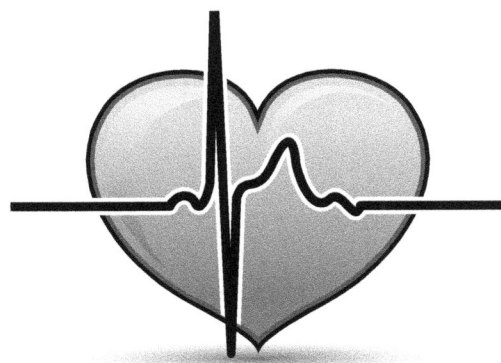

Het hart trekt zich per minuut gemiddeld ongeveer 70 keer samen en pompt in die tijd 5 liter bloed rond. De samentrekking van het hart heet: *systole*.
Na elke samentrekking ontspant de hartspier zich weer en stroomt er nieuw bloed de hartkamer binnen. Deze rustfase heet *diastole*.

De samentrekking begint bovenaan, in de boezem, en zet zich door naar beneden, naar de hartkamer. Het signaal voor de samentrekking komt vanaf de *sinusknoop* die telkens een klein elektrisch stroompje afgeeft. Deze sinusknoop werkt in principe helemaal zelfstandig, hij heeft geen commando nodig van de hersenen. De sinusknoop kan echter wel beïnvloed worden door de hersenen: bij angst en stress kan je hartslag flink oplopen, tot wel 200 slagen per minuut.

Vorm een tweetal.
Tel je hartslag door je wijsvinger en middelvinger op de slagader van je pols te leggen.
Noteer eerst het aantal slagen per minuut in rust. Span je vervolgens flink in en registreer hoe je hart daarop reageert. Op hoeveel slagen per minuut kom je nu uit?
Hoelang duurt het tot je hartslag weer op de normale waarde zit?

	Bij mijzelf	Bij:
Hartslag in rust	slagen per minuut	slagen per minuut
Hartslag na zware inspanning	slagen per minuut	slagen per minuut
Tijd nodig voor herstel	minuten	minuten

Als er verschillen zijn tussen de frequentie van jullie hartslag, kun je dat dan verklaren?

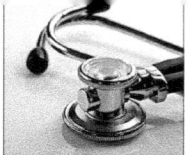

De frequentie van de hartslag hangt samen met je conditie. Door intensief sporten wordt het hart groter en kan het per keer meer bloed rondpompen. Daardoor is een lagere frequentie mogelijk.

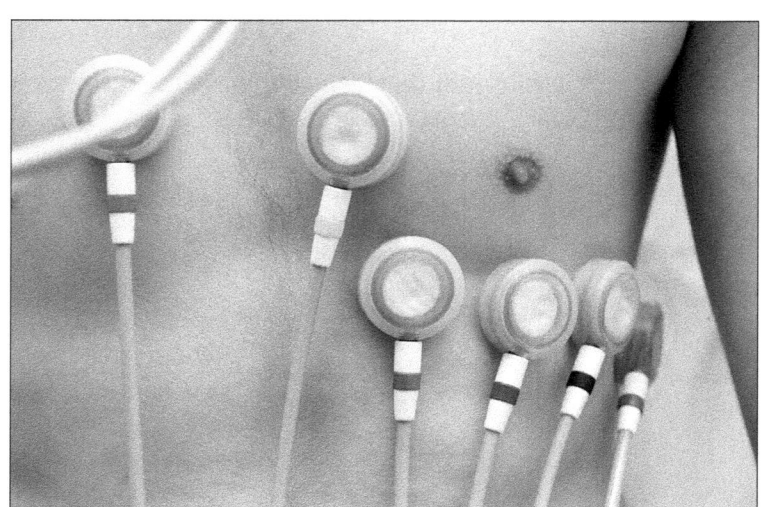

Het stroompje dat de sinusknoop afgeeft kan geregistreerd worden met behulp van een ECG-apparaat (*elektrocardiograaf*). Dit levert een grafiek op, het zogenaamde *elektrocardiogram* of: *hartfilmpje*.

Zo'n ECG laat 3 fasen van de hartwerking zien:
- de *P-top*: de samentrekking van de hartboezems (ook wel *depolarisatie* genoemd)
- het *QRS complex*: de samentrekking van de hartkamers
- de *T-top*: de periode waarin het hart zich weer herstelt (ook wel *repolarisatie* genoemd)

Noteer op onderstaand hartfilmpje de letters van deze drie fasen op de juiste plek.

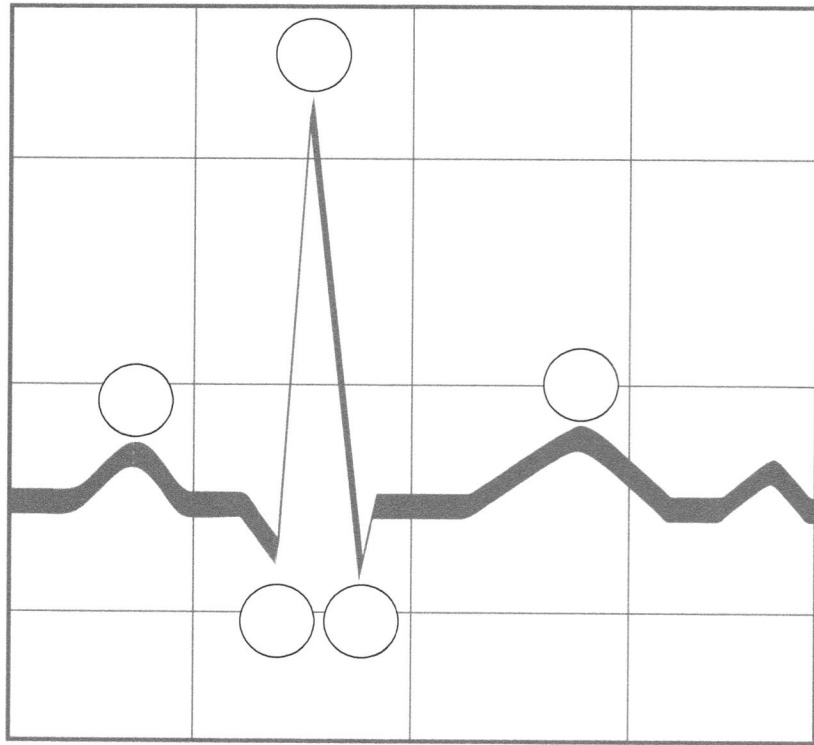

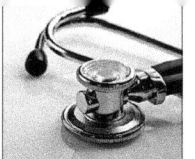

1.6 Bouw en werking van het spijsverteringskanaal

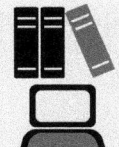

- Basiswerk AG: Anatomie & fysiologie (ISBN 978 90 313 4672 1)
- Merck Manual Medisch Handboek
- www.natuurinformatie.nl (> slokdarm)

De slokdarm vormt het begin van het spijsverteringskanaal, de verbinding tussen de keel en de maag.

Vul de namen in van de diverse onderdelen.

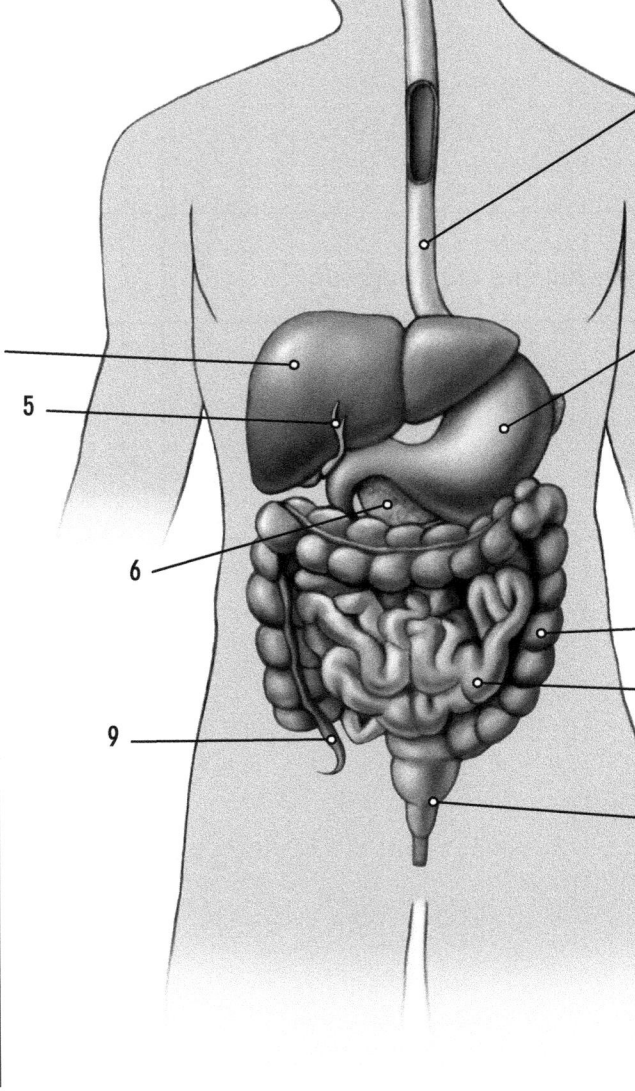

1	
2	
3	
4	
5	
6	
7	
8	
9	
10	

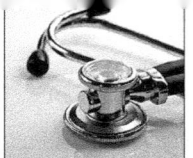

De slokdarm is geen simpele 'stortpijp' waar het voedsel dat je eet doorheen valt, rechtstreeks de maag in. Het voedsel wordt geleidelijk door de slokdarm naar beneden vervoerd, door middel van *peristaltische bewegingen*.

Wat houdt de peristaltiek van de slokdarm in?

In de maag vindt de eerste stap plaats van de afbraak van het voedsel. In dat proces speelt maagzuur een belangrijker rol.
Uit welke stof bestaat maagzuur?

Noem twee functies van maagzuur.

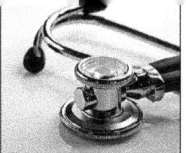

1.7 Vragen

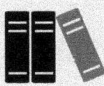
- Basiswerk AG: Anatomie & fysiologie (ISBN 978 90 313 4672 1)
- Basiswerk AG: Inleiding medische kennis (ISBN 978 90 313 4948 7)
- Basiswerk AG: Medische kennis (ISBN 978 90 313 4937 1)
- Merck Manual Medisch Handboek
- www.agcontext.nl (> toets jezelf > algemeen > 1.6)

Zoek het antwoord op de volgende vragen.

1. Waar begint en eindigt de kleine bloedsomloop?

2. Wat is de belangrijkste taak van het hart?

3. Hoe wordt de hartspier van bloed voorzien?

4. Wat gebeurt er bij *antiperistaltische bewegingen* van de slokdarm?

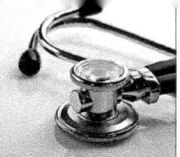

5. Noem drie oorzaken waardoor de hartslag snel oploopt.

6. De impuls voor de hartslag wordt niet opgewekt in het centrale zenuwstelsel. Waar dan wel?

7. Wat is het verschil tussen *diastole* en *systole*?

8. Wat is het verschil tussen *kamersystole* en *boezemsystole*?

Maak de interactieve toets 1.6 op www. agcontext.nl.

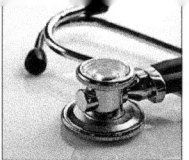

Ziektebeelden

1.8 Aandoeningen

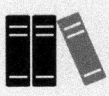
- Basiswerk AG: Medische kennis (ISBN 978 90 313 4937 1)
- Basiswerk AG: Eigen spreekuur en chronische ziekten (ISBN 978 90 313 4778 7)
- Basiswerk AG: Medische achtergronden bij triage (ISBN 978 90 313 6209 7)
- Merck Manual Medisch Handboek

- www.agcontext.nl (> databank > NHG ziektebeschrijvingen)
- www.nationaalkompas.nl (> gezondheid en ziekten > ziekten en aandoeningen > hartvaatstelsel)
- www.hartwijzer.nl (> zie onder de H)

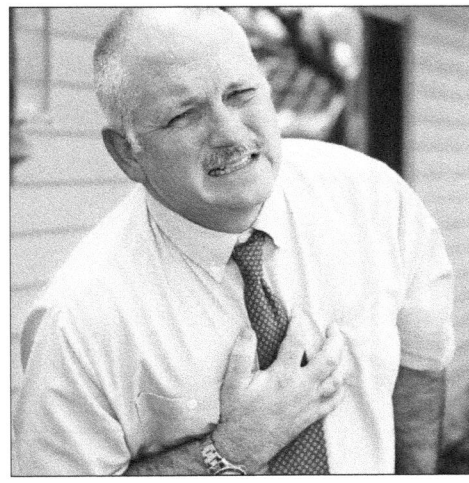

Omdat zich in de borstkas meerdere organen bevinden, kan pijn op de borst verschillende oorzaken hebben. De meest voorkomende zijn:

- gebroken rib
- gekneusde rib
- klaplong (pneumothorax)
- longembolie
- angina pectoris
- hartembolie
- hartinfarct
- oprisping van maagzuur

Zoek voor deze aandoeningen op:
- Welke oorzaak kan deze aandoening hebben?
- Welke klachten treden op?
- Wat zijn mogelijke gevolgen van deze aandoening?

Noteer je bevindingen met steekwoorden in het schema op de volgende pagina's.

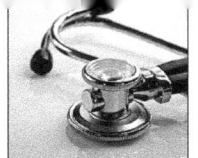

	gebroken rib	gekneusde rib	klaplong (pneumothorax)
Oorzaken			
Symptomen			
Mogelijke gevolgen			

Medische achtergrondkennis

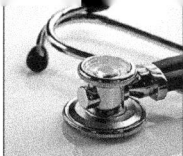

	longembolie	angina pectoris	hartembolie
Oorzaken			
Symptomen			
Mogelijke gevolgen			

Medische achtergrondkennis

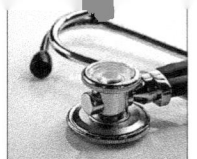

	hartinfarct	oprisping van maagzuur
Oorzaken		
Symptomen		
Mogelijke gevolgen		

Medische achtergrondkennis — 24

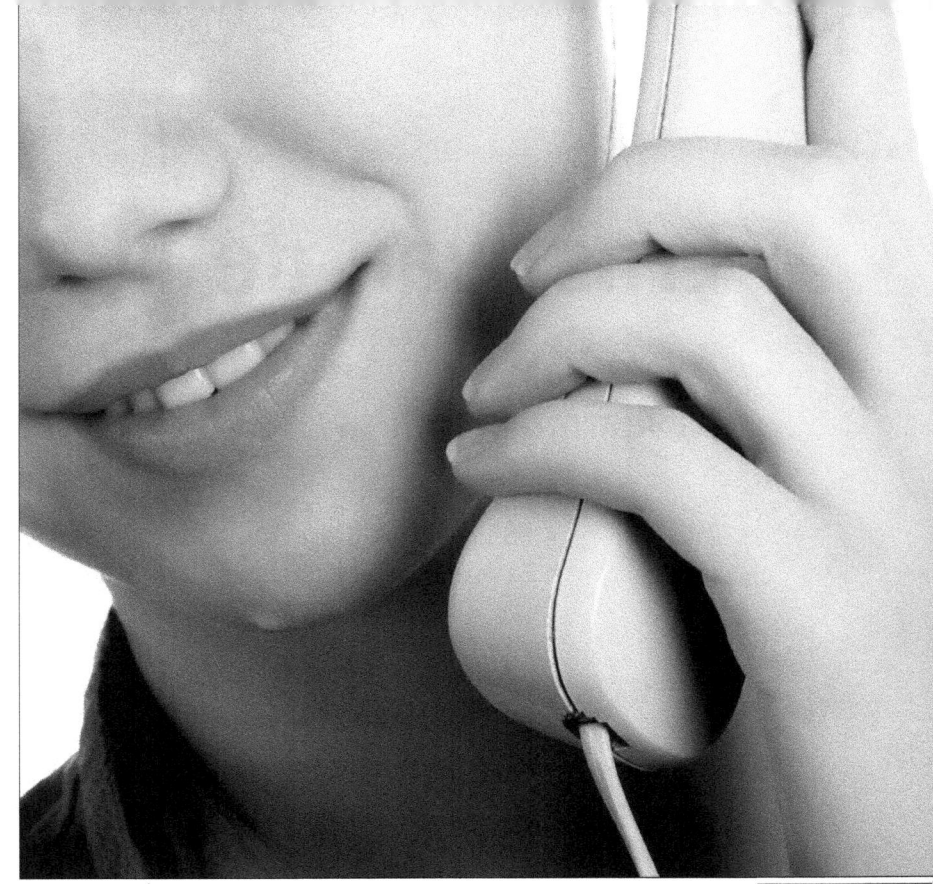
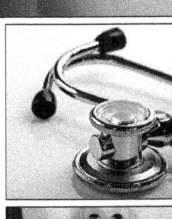
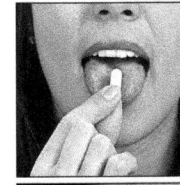
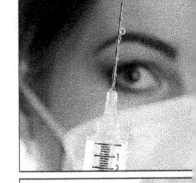
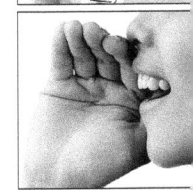
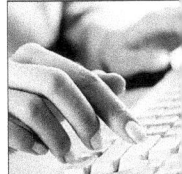
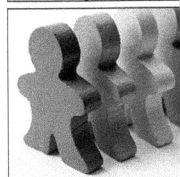
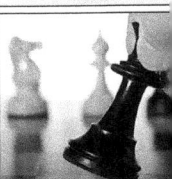

hoofdstuk 2

De intake

Pijn op de borst kan een onschuldig bijverschijnsel zijn van griep, een zware verkoudheid of een val. Maar het kan ook een aanwijzing zijn dat er iets mis is met een van de vitale organen.

De doktersassistent moet er tijdens het intakegesprek achter komen of zelfzorg (voorlopig) volstaat of dat het verstandig is om een afspraak met de huisarts te maken. En zo ja, of daarbij haast geboden is.

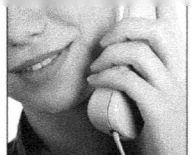

Ernst van de klachten

2.1 Alarmfactoren

- NHG-telefoonwijzer
- Basiswerk AG: Medische achtergronden bij triage (ISBN 978 90 313 6209 7)

Zoek op wat *alarmfactoren* zijn bij pijn op de borst. Deze symptomen geven aan dat er meer aan de hand is en dat een bezoek aan de arts wenselijk is.

Spoed

Dringend

Routine

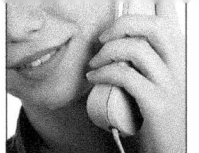

Het intakegesprek

2.2 Rollenspel

- NHG-telefoonwijzer
- Basiswerk AG: Triage (ISBN 978 90 313 62 103)
- Basiswerk AG: Medische achtergronden bij triage (ISBN 978 90 313 6209 7)
- Basiswerk AG: Eigen spreekuur en chronische ziekten (ISBN 978 90 313 4778 7)

Oefen een intakegesprek door middel van rollenspellen. Hierin komen de volgende patiënten aan bod:

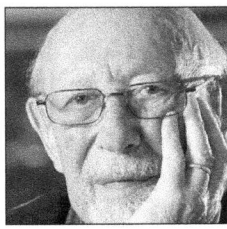
Geert Groenhorst heeft plotseling heftige steken in zijn borst.

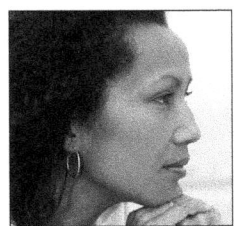
Paulien van Overbeek krijgt pijn in haar borst als ze zich inspant.

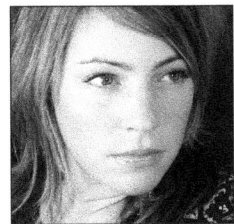
Mirte Ooms heeft sinds een val met de fiets pijn bij het ademen.

Op de volgende pagina's staat hun verhaal. Degenen die de rol van patiënt spelen gebruiken dit om zich voor te bereiden. Kies uit welk telefoongesprek jij als doktersassistent gaat beantwoorden.

NB: als jij de rol van doktersassistent speelt, lees de betreffende casusbeschrijving dan niet door. Het is immers de kunst om zelf achter alle relevante informatie te komen door de juiste vragen te stellen.

De rest observeert het intakegesprek aan de hand van het formulier op de volgende pagina.

Bespreek elk intakegesprek na en noteer eventuele aandachtspunten waar je de volgende keer extra op moet letten (zie pagina 32).

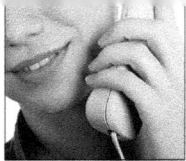

Observatielijst Intake

Vul per aandachtspunt in:
- goed (+)
- matig (+/-)
- zwak (-)

naam doktersassistent >			
Haalt alle belangrijke informatie boven tafel.			
Nodigt de patiënt uit om zijn/haar eigen verhaal te vertellen.			
Vraagt door op antwoorden van de patiënt.			
Controleert of ze de antwoorden van de patiënt goed begrepen heeft.			
Benadert de patiënt op een prettige manier.			
Slaagt erin om de patiënt gerust te stellen.			
Neemt uiteindelijk een duidelijk besluit.			
Neemt dat besluit op goede gronden.			
Legt de patiënt duidelijk uit wat er nu gebeuren gaat.			
Komt geloofwaardig en professioneel over.			

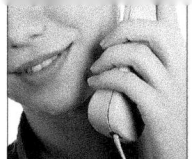

Casussen ten behoeve van het rollenspel

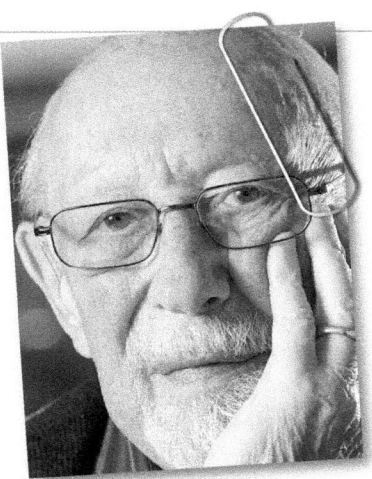

Geert Groenhorst

Persoonsgegevens
Naam: Geert Groenhorst
Leeftijd: 64
Geboortedatum: 18-10-1946
Adres: Kamperfoelielaan 23
5157 BL Udenhout
Burgerservicenummer: 029946194
Verzekering: Menzis
Polisnummer: 226.688.271

Je bent Karin, de vrouw van Geert Groenhorst.
Je belt in paniek op, want het gaat helemaal niet goed met je man.
Net toen hij naar zijn werk wilde gaan zakte hij plotseling in elkaar.
Hij kreeg erge pijn op zijn borst en werd benauwd.
Hij ligt nu op de bank bij te komen.
Kan de huisarts meteen langskomen?

Geef de volgende informatie alleen als de doktersassistent er zelf naar vraagt:
- De pijn kwam plotseling op en is erg heftig.
- Ook zijn arm en kaken doen zeer.
- Hij is erg kortademig.

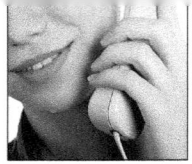

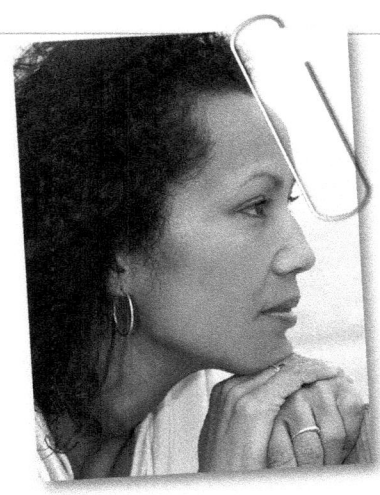

Paulien van Overbeek

Persoonsgegevens

Naam:	Paulien van Overbeek
Leeftijd:	44 jaar
Geboortedatum:	10-02-1966
Adres:	Oranjesingel 33
	3783 MZ Voorthuizen
Burgerservicenummer:	0273012492
Verzekering:	Ohra
Polisnummer:	128.882.001

Je hebt de laatste tijd regelmatig last van een drukkende pijn op je borst.
Vooral bij inspanning komt het opzetten.
Het voelt niet goed en dus wil je graag zo snel mogelijk een afspraak maken.

Geef de volgende informatie alleen als de doktersassistent er zelf naar vraagt:
- Bij rust zakt de pijn weer weg.
- Het is een zeurende pijn, geen acute, heftige steken.
- Soms straalt de pijn uit naar je arm.
- De afgelopen maand is je dit twee keer overkomen.

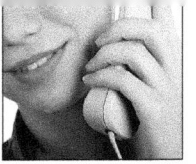

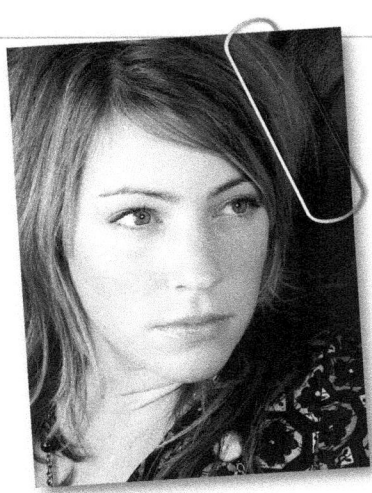

Mirte Ooms

Persoonsgegevens

Naam: Mirte Ooms
Leeftijd: 28
Geboortedatum: 02-06-1982
Adres: Bosweg 17
7312 GT Apeldoorn
Burgerservicenummer: 034992024
Verzekering: Zilveren Kruis/Achmea
Polisnummer: 662.992.554

Je hebt een zeurende pijn op je borst, vooral bij bepaalde bewegingen.
Soms is het moeilijk om adem te halen.
Het is begonnen na een val met de fiets.
Zouden daardoor je longen beschadigd zijn?
Je wilt graag snel een afspraak maken.

Geef de volgende informatie alleen als de doktersassistent er zelf naar vraagt:
- Je bent tijdens die val met je borst op het stuur terechtgekomen.
- De val was alweer 4 dagen geleden maar de pijn is er nog steeds.

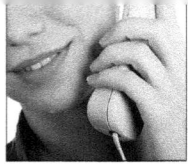

Aandachtspunten voor een volgende keer

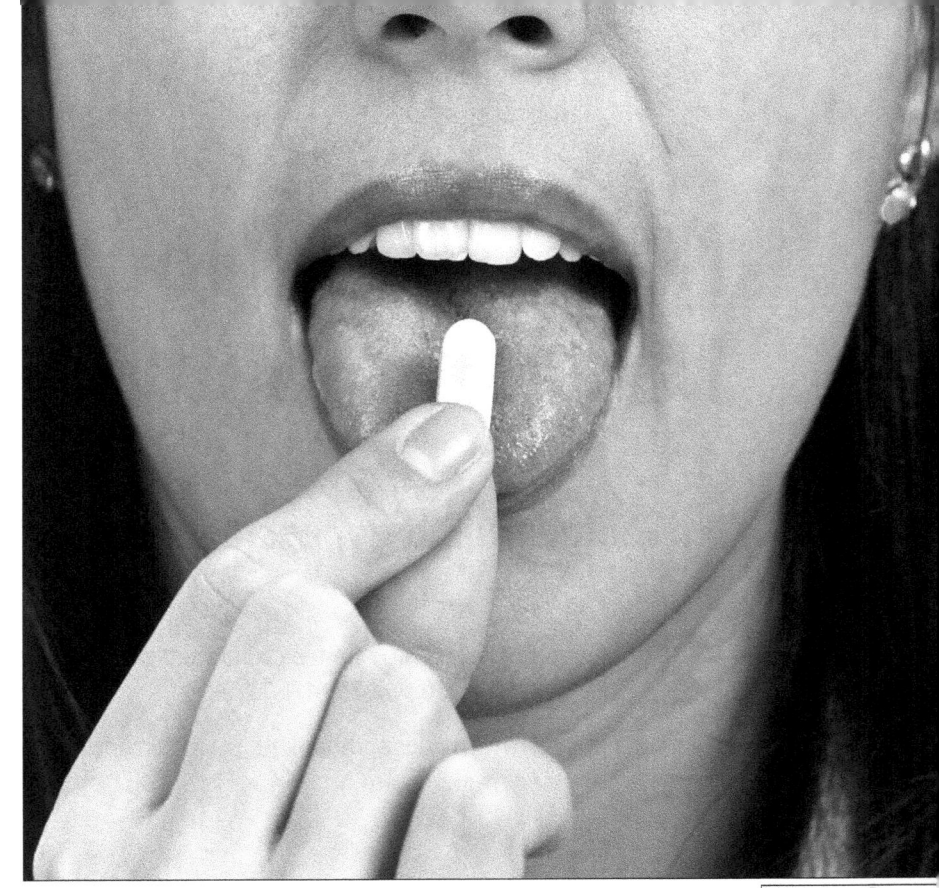

hoofdstuk 3
Geneesmiddelen

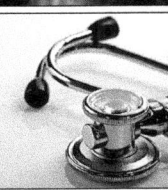
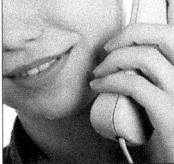
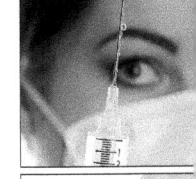
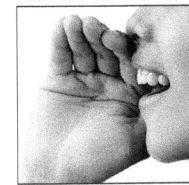
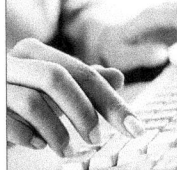
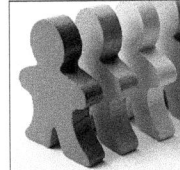
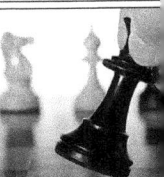

Omdat pijn op de borst meerdere oorzaken kan hebben zijn er ook allerlei geneesmiddelen om de achterliggende aandoeningen te behandelen. In dit deel kijk je vooral naar geneesmiddelen die ingezet worden bij de bestrijding van problemen met het hart en de bloedvaten.
Als doktersassistent hoef je niet precies te weten welke stoffen er in die geneesmiddelen zitten. Maar wel om wat voor type medicijnen het gaat, hoe ze werken en wat eventuele bijwerkingen zijn. Alleen dan kun je de patiënt goed advies geven.

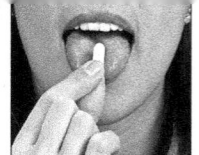

Medicijnen voor hart en bloedvaten

3.1 Veelgebruikte geneesmiddelen

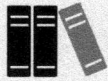 • Basiswerk AG: Geneesmiddelenkennis voor doktersassistenten
(ISBN 978 90 313 6171 7)

 • www.serviceapotheek.nl (>medische informatie > geneesmiddelen van A tot Z)
• www.medicinfo.nl

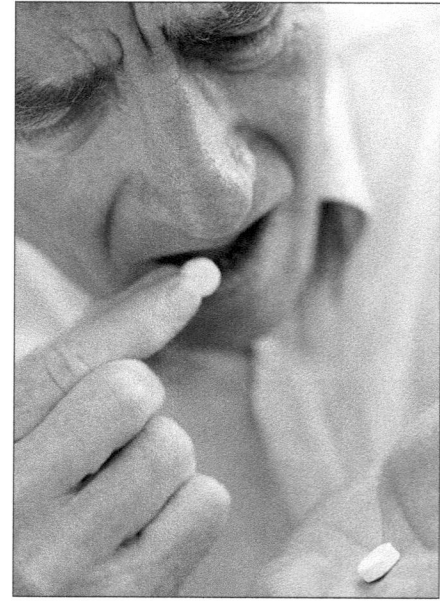

De geneesmiddelen die invloed hebben op de hartwerking en de bloedsomloop zijn te verdelen in een aantal groepen:

- hartglycosiden
- diuretica
- bèta-blokkers
- ACE-remmers
- calciumantagonisten
- nitraten
- anti-coagulantia
- trombocytenaggregatieremmers

Omschrijf per groep de essentie van hun werking.

hartglycosiden

diuretica

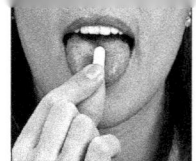

bèta-blokkers

ACE-remmers

calciumantagonisten

nitraten

anti-coagulantia

trombocytenaggregatieremmers

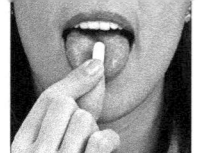

Kruis aan tot welke groep onderstaande geneesmiddelen behoren.

	hartglycosiden	diuretica	beta-blokkers	ACE-remmers	calcium antagonisten	nitraten	anti-coagulantia	trombocyten aggregatieremmers
Digoxine								
Bumetadine								
Furosemide								
Atenolol								
Metoprolol								
Carvediol								
Enalapril								
Perindopril								
Diltiazem								
Nifedipine								
Lanoxin								
Chloortalidon								
Triamtereen								
Bisoprolol								
Propranolol								
Captopril								
Lisinopril								
Amlodipine								
Felodipine								
Verapamil								
Cedocard								
Nitroglycerine								
Marcoumar								
Persantin								
Acetylsalicylzuur								
Renitec								
Monocedocard								
Acenocoumarol								
Ascal 38mg								
Plavix								
Selokeen								
Coversyl								

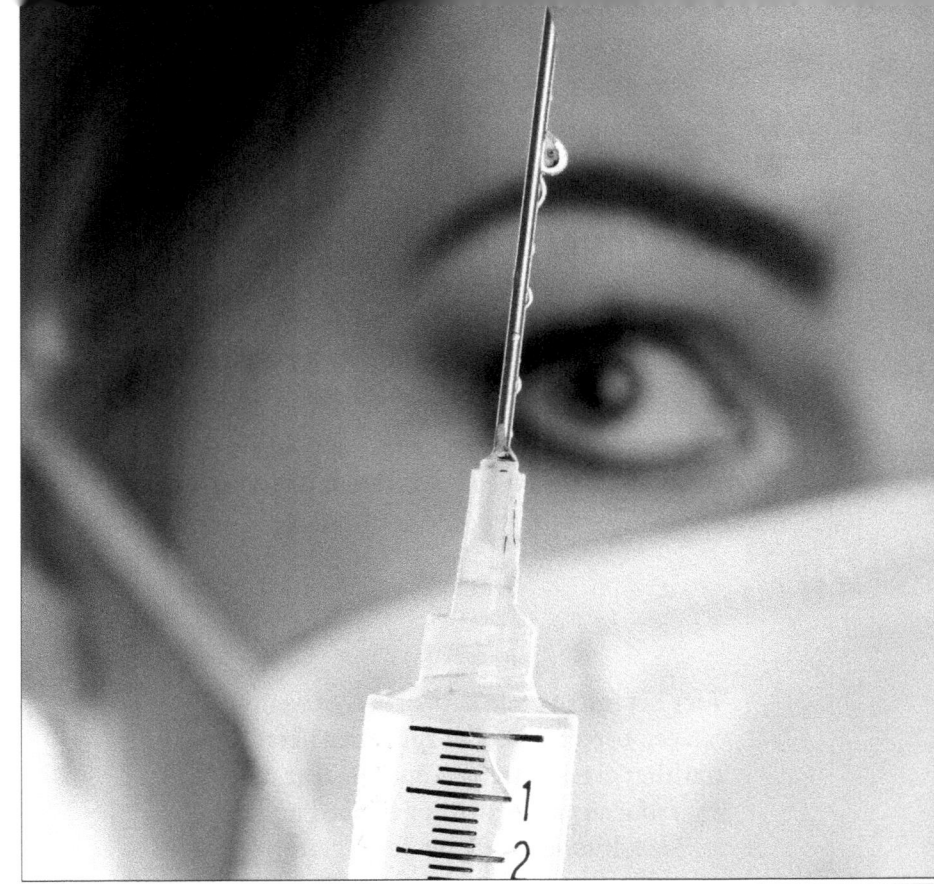

hoofdstuk 4
Medisch handelen

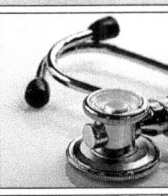
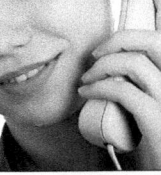
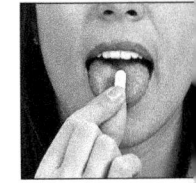
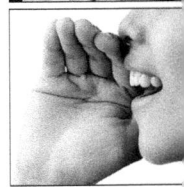
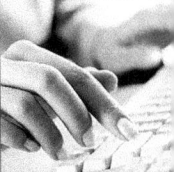
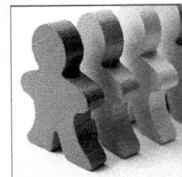
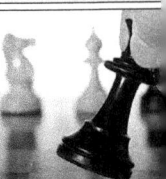

Op de huisartsenpraktijk worden bepaalde vormen van medisch onderzoek uitgevoerd en kleinere medische ingrepen verricht. Als doktersassistent zul je de arts hierbij regelmatig assisteren. Maar sommige medische handelingen voer je zelfstandig uit.

Hoewel pijn op de borst verschillende oorzaken kan hebben beperkt dit deel zich tot medisch handelen bij aandoeningen aan hart en bloedvaten.

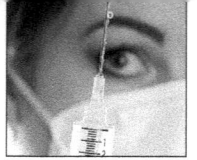

4.1 Vingerprik

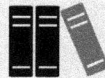
- Basiswerk AG: Medisch-technisch handelen (ISBN 978 90 313 4708 6)
- Protocollenboek van jouw opleiding

- www.agcontext.nl (>video > doktersassistent-videofragmenten > inhoud > kerntaak 3 > vingerprik)

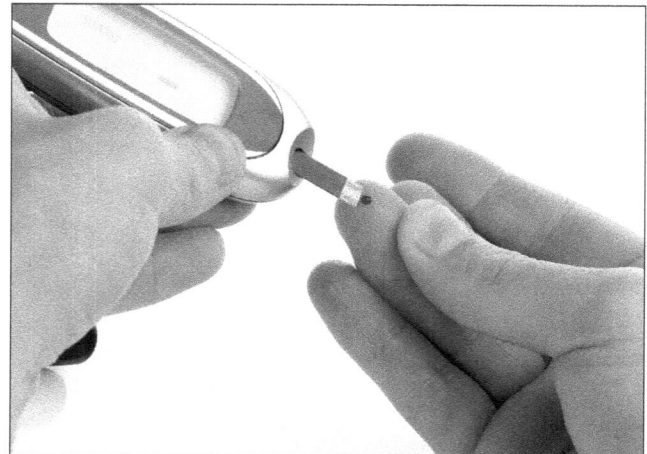

Voor het testen of de patiënt veel of weinig van een bepaalde stof in zijn bloed heeft zijn allerlei testsystemen op de markt waarvoor slechts één druppel bloed nodig is. Deze druppel wordt uit de vingertop gehaald.

Vorm een drietal en oefen het afnemen van een vingerprik op elkaar. Ga daarbij als volgt te werk.

- Lees samen het protocol door en bekijk de benodigde attributen.
- Verdeel de rollen: wie is patiënt, wie doktersassistent en wie observator?
- Voer de handeling uit, zonder het protocol te raadplegen.
- De observator kijkt of jij dat volgens voorschrift doet.
- Bespreek de oefening met elkaar. Voerde je bepaalde handelingen niet helemaal goed uit of hanteerde je een verkeerde werkvolgorde? Of heb je misschien bepaalde stappen per ongeluk overgeslagen? Noteer dat hieronder.
- Wissel van rol en herhaal de oefening.

Aandachtspunten voor een volgende keer

Het uitvoeren van een vingerprik is:
- ○ een voorbehouden handeling
- ○ een niet-voorbehouden handeling

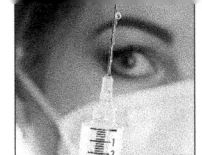

4.2 Bloeddruk meten 1: manometer

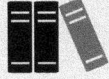
- Basiswerk AG: Medisch-technisch handelen (ISBN 978 90 313 4708 6)
- Protocollenboek van jouw opleiding

- www.agcontext.nl (>video > doktersassistent-videofragmenten > inhoud > kerntaak 3 > bloeddruk meten)

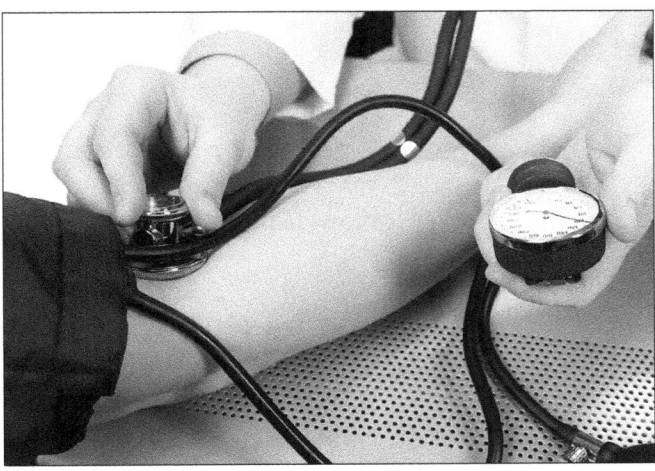

Als doktersassistent moet je regelmatig de bloeddruk van patiënten bepalen. Bij de traditionele methode maak je gebruik van een manchet met een manometer.

Vorm een drietal en oefen het opmeten van de bloeddruk bij elkaar.
Ga als volgt te werk.

- Lees samen het protocol door en bekijk de benodigde attributen.
- Verdeel de rollen: wie is patiënt, wie doktersassistent en wie observator?
- Voer de handeling uit, zonder het protocol te raadplegen.
- De observator kijkt of jij dat volgens voorschrift doet.
- Bespreek de oefening met elkaar. Voerde je bepaalde handelingen niet helemaal goed uit of hanteerde je een verkeerde werkvolgorde? Of heb je misschien bepaalde stappen per ongeluk overgeslagen? Noteer dat hieronder.
- Wissel van rol en herhaal de oefening.

Aandachtspunten voor een volgende keer

Het opmeten van de bloeddruk met behulp van een manometer is:
○ een voorbehouden handeling
○ een niet-voorbehouden handeling

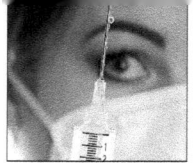

4.3 Bloeddruk meten 2: elektronische bloeddrukmeter

- Basiswerk AG: Medisch-technisch handelen (ISBN 978 90 313 4708 6)
- Protocollenboek van jouw opleiding

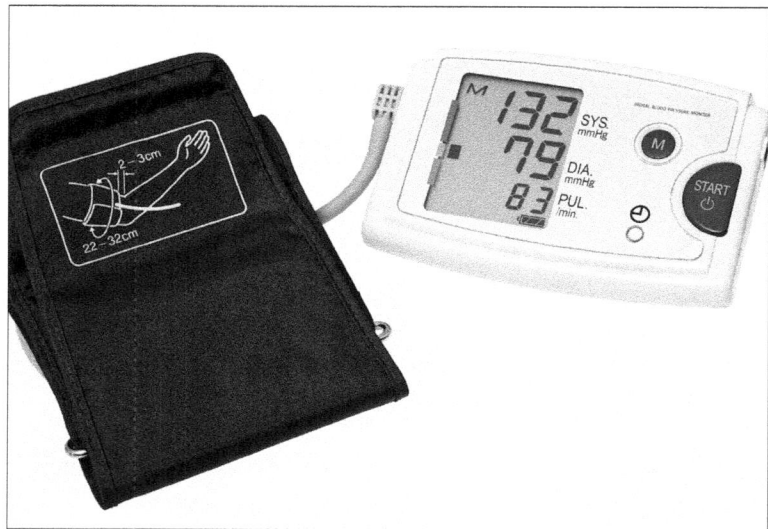

Tegenwoordig wordt steeds vaker een elektronische bloeddrukmeter gebruikt.

Vorm een drietal en oefen het opmeten van de bloeddruk bij elkaar.
Ga als volgt te werk.

- Lees samen het protocol door en bekijk de benodigde attributen.
- Verdeel de rollen: wie is patiënt, wie doktersassistent en wie observator?
- Voer de handeling uit, zonder het protocol te raadplegen.
- De observator kijkt of jij dat volgens voorschrift doet.
- Bespreek de oefening met elkaar. Voerde je bepaalde handelingen niet helemaal goed uit of hanteerde je een verkeerde werkvolgorde? Of heb je misschien bepaalde stappen per ongeluk overgeslagen? Noteer dat hieronder.
- Wissel van rol en herhaal de oefening.

Aandachtspunten voor een volgende keer

Het opmeten van de bloeddruk met behulp van een elektronische bloeddrukmeter is:
○ een voorbehouden handeling
○ een niet-voorbehouden handeling

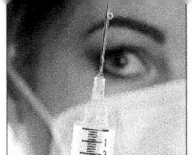

4.4 Venapunctie

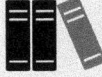
- Basiswerk AG: Medisch-technisch handelen (ISBN 978 90 313 4708 6)
- Protocollenboek van jouw opleiding

- www.agcontext.nl (>video > doktersassistent-videofragmenten > inhoud > kerntaak 3 > venapunctie)

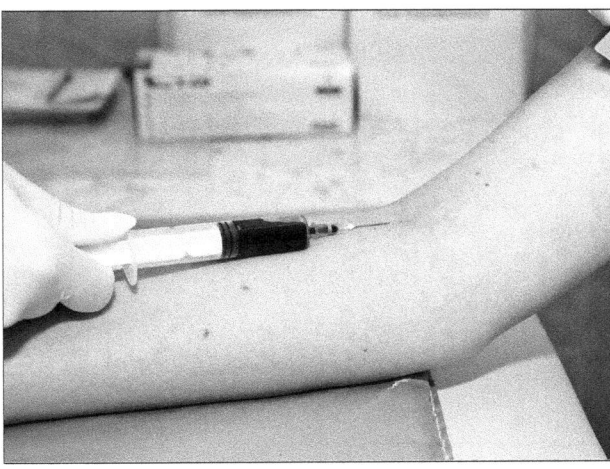

Voor sommige onderzoeken is slechts één druppel bloed nodig. Die wordt gewonnen door middel van een vingerprik. Maar soms moet er meer bloed afgenomen worden.

Vorm een drietal en oefen het afnemen van bloed met behulp van een fantoomarm.
Ga als volgt te werk.

- Lees samen het protocol door en bekijk de benodigde attributen.
- Verdeel de rollen: wie is patiënt, wie doktersassistent en wie observator?
- Voer de handeling uit, zonder het protocol te raadplegen.
- De observator kijkt of jij dat volgens voorschrift doet.
- Bespreek de oefening met elkaar. Voerde je bepaalde handelingen niet helemaal goed uit of hanteerde je een verkeerde werkvolgorde? Of heb je misschien bepaalde stappen per ongeluk overgeslagen? Noteer dat hieronder.
- Wissel van rol en herhaal de oefening.

Aandachtspunten voor een volgende keer

Het uitvoeren van een venapunctie is:
○ een voorbehouden handeling
○ een niet-voorbehouden handeling

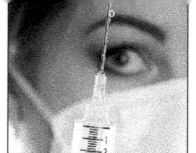

4.5 ECG maken

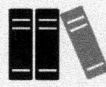
- Basiswerk AG: Medisch-technisch handelen (ISBN 978 90 313 4708 6)
- Protocollenboek van jouw opleiding

- www.hartwijzer.nl (> zie onder de H > hartfilmpje)

Een hartfilmpje (ECG) geeft veel informatie over de conditie van het hart van de patiënt.
Hierbij worden 9 elektroden op het lichaam van de patiënt geplakt. Drie elektroden (nummer I, II en II) worden bevestigd op de armen en een van beide benen. Daarnaast komen er 6 elektroden op de borstkas (de *precordiale elektroden*). Deze worden aangeduid met de nummers C1 t/m C6.
Tot slot wordt nog een tiende draad op het lichaam bevestigd. Deze registreert geen gegevens maar dient als aardedraad.

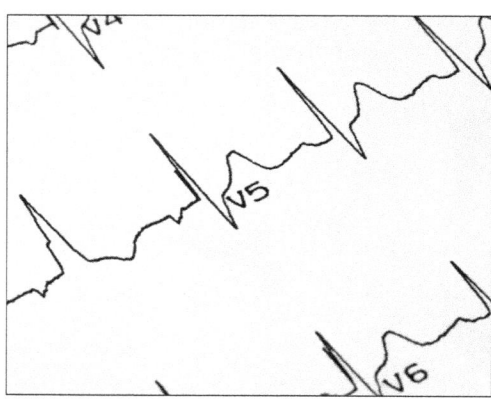

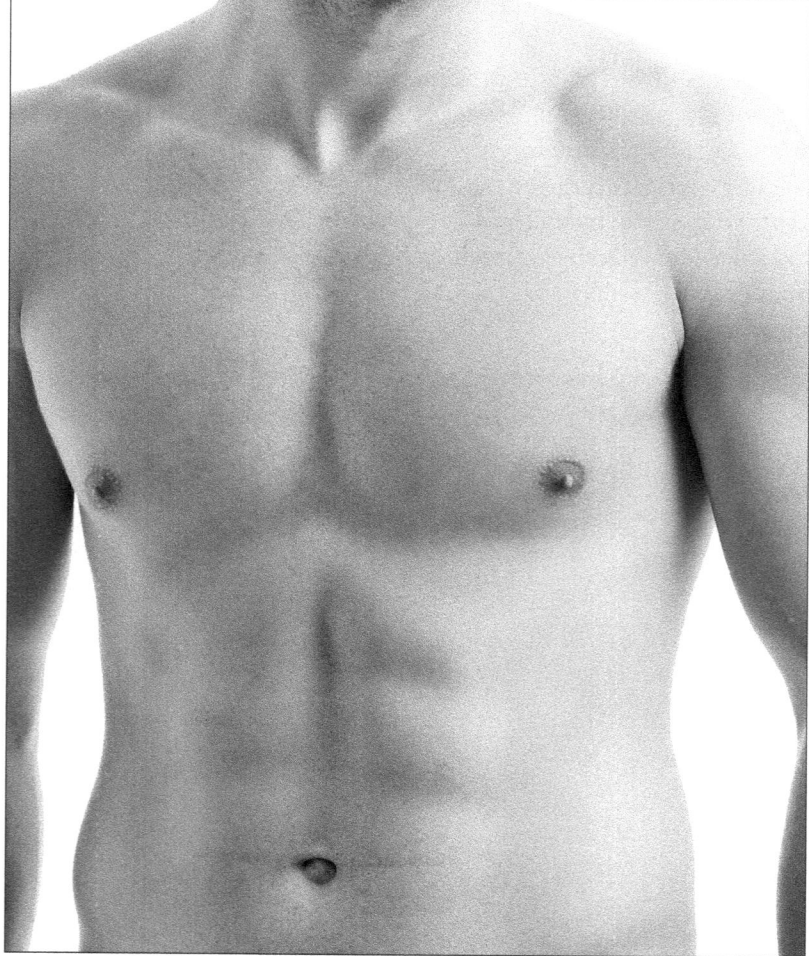

Geef met kruisjes aan waar de 6 pericordiale elektroden aangebracht moeten worden.

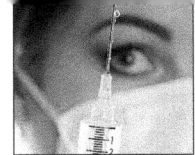

Teken het ECG-apparaat hieronder na en schrijf de functie van de diverse onderdelen erbij.

Vorm een drietal en maak een hartfilmpje bij elkaar, onder begeleiding van een docent.
Ga als volgt te werk.

- Lees samen het protocol door en bekijk de benodigde attributen.
- Verdeel de rollen: wie is patiënt, wie doktersassistent en wie observator?
- Voer de handeling uit, zonder het protocol te raadplegen.
- De observator kijkt of jij dat volgens voorschrift doet.
- Leg de betekenis van het verkregen hartfilmpje aan de patiënt uit.
- Bespreek de oefening met elkaar. Voerde je bepaalde handelingen niet helemaal goed uit of hanteerde je een verkeerde werkvolgorde? Of heb je misschien bepaalde stappen per ongeluk overgeslagen? Noteer dat hieronder.
- Wissel van rol en herhaal de oefening.

Aandachtspunten voor een volgende keer

Het maken van een hartfilmpje is:
○ een voorbehouden handeling
○ een niet-voorbehouden handeling

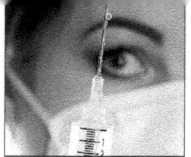

4.5 Andere vormen van onderzoek

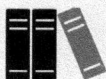 • Basiswerk AG: Medisch-technisch handelen (ISBN 978 90 313 4708 6)

Er zijn nog diverse andere manieren om de hartwerking van patiënten te onderzoeken. Hoewel deze niet op de huisartsenpraktijk uitgevoerd worden is het toch goed om er iets van af te weten. Het kan immers gebeuren dat patiënten er vragen over stellen.

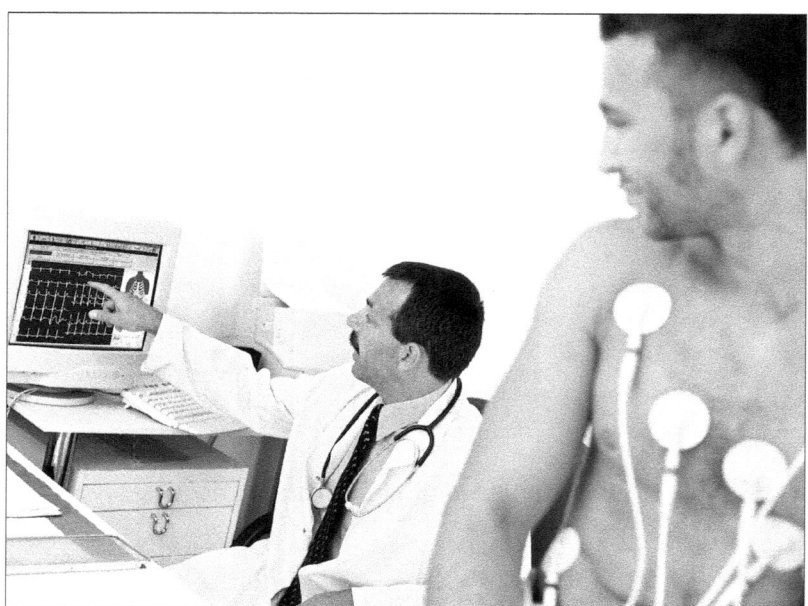

Inspannings-ECG

Via deze test, ook wel aangeduid als: de *fietstest*, wordt gemeten hoe het hart reageert op inspanning.

Zoek op hoe dit onderzoek verloopt en vat dat hieronder kort samen.

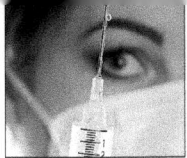

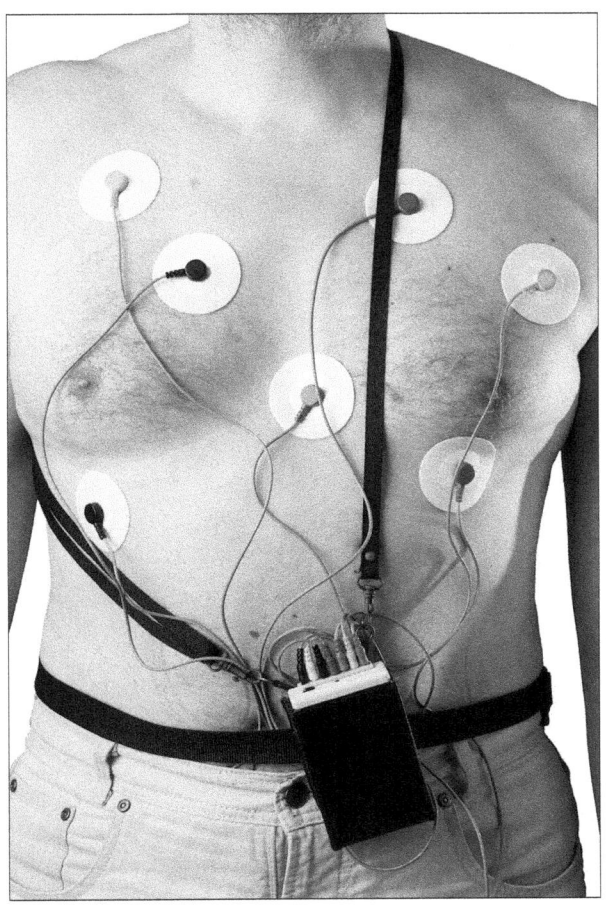

Holterkastje
Om eventuele hartritmestoornissen goed in kaart te brengen kan het nuttig zijn om de hartfunctie langere tijd achtereen te meten (24 tot 48 uur). In dat geval krijgt de patiënt elektrodes op het lichaam die zijn aangesloten op een draagbaar recordertje. Daarmee gaat hij naar huis.

Zoek op hoe dit onderzoek verloopt en vat dat hieronder kort samen.

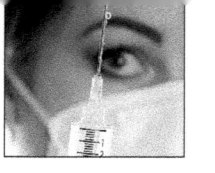

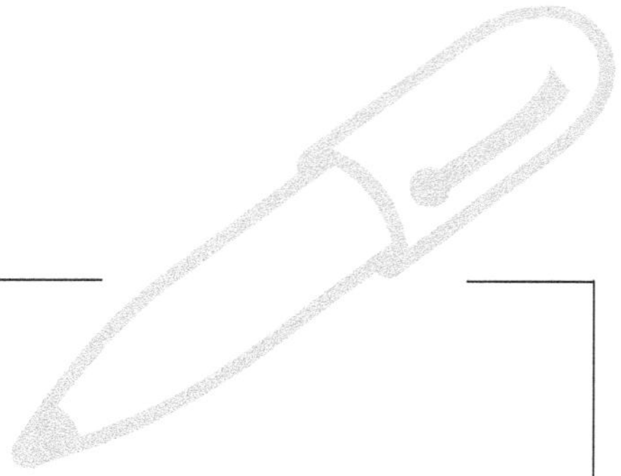

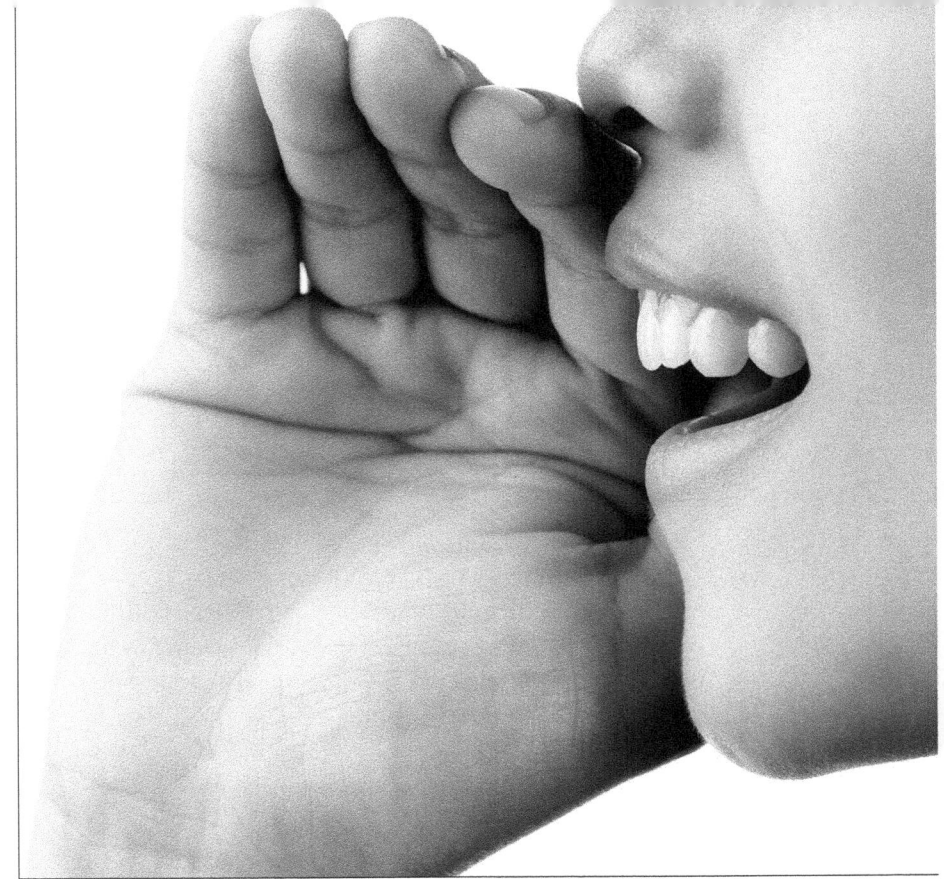
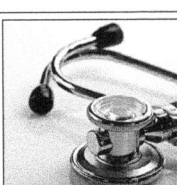
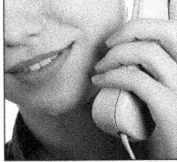
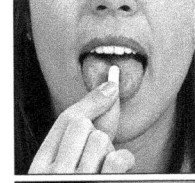
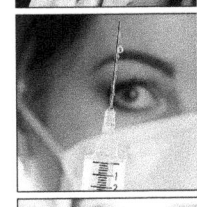
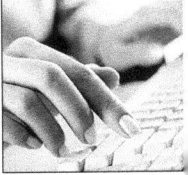
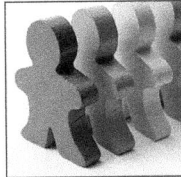
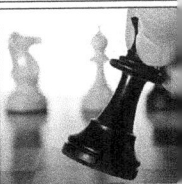

hoofdstuk 5
Voorlichting en advies

Patiënten verwachten goed advies van de doktersassistent. Voor het geven van advies en voorlichting heb je meer nodig dan vakkennis alleen. Je moet ook weten hoe je de boodschap zó kunt brengen dat de patiënt hem begrijpt, er open voor staat en ook echt iets met de gegeven informatie kan.

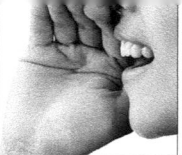

Persoonlijke voorlichting

5.1 Het voorlichtingsgesprek

- www.gezondheidsplein.nl
- www.ziekenhuis.nl
- www.agcontext.nl (> databank > NHG patiëntenbrieven en NHG patiëntenfolders)
- www.agcontect.nl (> video > doktersassistent videofragmenten > inhoudsopgave > kerntaak 2 > doorverwijzen naar diëtiste: goed voorbeeld en slecht voorbeeld)

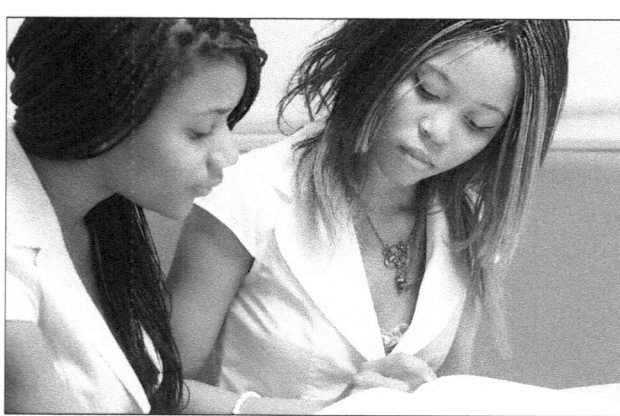

Vorm een drietal en oefen het geven van voorlichting door middel van rollenspellen. Elk van jullie kiest één van onderstaande aandoeningen:

- gebroken rib
- angina pectoris
- pneumothorax

Verdeel de rollen: wie is de doktersassistent, wie patiënt en wie observator?
Noteer dat in onderstaande tabel.

	rol doktersassistent	rol patiënt	rol observator
gebroken rib			
angina pectoris			
pneumothorax			

Bereid je voor door zoveel mogelijk informatie op te zoeken over de gekozen aandoening:
- Waardoor wordt deze aandoening veroorzaakt?
- Welke klachten kunnen optreden?
- Wat kan er aan gedaan worden?

Bekijk ook het filmpje op www.agcontext.nl

De observator beoordeelt het gesprek aan de hand van het observatieformulier op de volgende pagina.

Bespreek elk rollenspel na en noteer eventuele aandachtspunten waar je een volgende keer extra op moet letten (zie pagina 49).

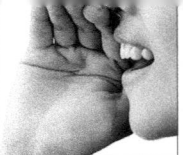

Observatielijst Voorlichting geven

Vul per aandachtspunt in:
- goed (+)
- matig (+/-)
- zwak (-)

naam doktersassistent >			
Het verhaal zit logisch in elkaar.			
De voorlichter is goed te verstaan.			
De voorlichter gebruikt hulpmiddelen ter verduidelijking (plaatjes, modellen, enz.).			
De voorlichter vermijdt onnodige vaktermen.			
De patiënt krijgt alle aandacht.			
De voorlichter nodigt de patiënt uit om vragen te stellen.			
De voorlichter controleert actief of de patiënt het verhaal goed begrijpt.			
De voorlichter komt deskundig over.			
De voorlichter komt prettig over.			
Na afloop weet de patiënt alles wat hij weten moet.			

Aandachtspunten voor een volgende keer

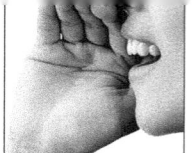

Klantgericht denken

5.2 Persoonlijke ervaringen

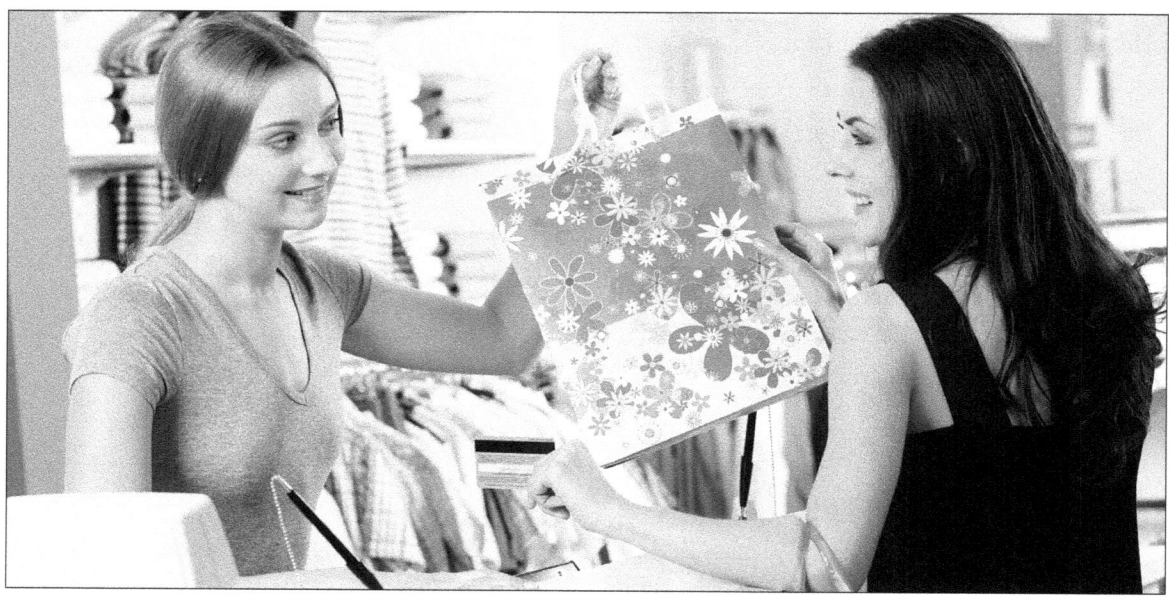

Vroeger vertrouwden mensen blindelings op het advies van de huisarts. Maar tegenwoordig zijn mensen veel mondiger en hebben zelf vaak al het nodige opgezocht op internet. Ze verwachten goede service en een klantgerichte behandeling. In principe is daar niets mis mee, het kan je werk juist leuker maken. Want wat geeft nu meer voldoening dan wanneer patiënten met een tevreden gevoel naar huis gaan?

Elke dag zijn er wel momenten waarop jijzelf in de positie verkeert van klant. Bij de bakker, de kapper, de kledingzaak, het restaurant, enzovoort. Ook jij bent dus een *ervaringsdeskundige*. Die ervaring kun je gebruiken binnen je werk als doktersassistent.

Schrijf een voorbeeld op van een situatie waarin jij heel klantvriendelijk behandeld werd en een voorbeeld waarbij juist het tegendeel het geval was. Het mogen dagelijkse situaties zijn: bij de supermarkt, aan het loket in het gemeentehuis, enzovoort.

Geef bij beide voorbeelden aan:
- Waar was je?
- Waarom was je daar?
- Wat was er zo klant(on)vriendelijk aan de manier waarop je behandeld werd?
- Welk gevoel riep dat bij je op?
- Hoe heb je gereageerd?
- Heeft deze behandeling gevolgen gehad? (bijvoorbeeld: je raadt anderen deze winkel van harte aan, je hebt besloten om nooit meer naar dat restaurant te gaan, enzovoort).

Wissel deze ervaringen uit met je studiegenoten.

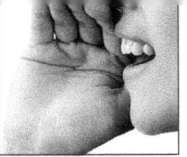

Formuleer samen een paar kenmerken van klantvriendelijkheid en noteer deze hieronder.
Bekijk het vanuit twee kanten: wat zal een klantgerichte persoon wel doen en wat zal hij zeker niet doen.

Dingen die een klantgericht persoon wel zal zeggen of doen

Dingen die een klantgericht persoon nooit zal zeggen of doen

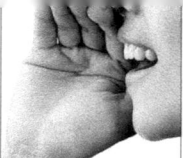

5.3 Aanbodgericht of vraaggericht

Klantgerichtheid wordt wel omschreven als *"De klant is koning"*. Als doktersassistent kun je natuurlijk niet alles doen wat de patiënt vraagt, je hebt niet voor elke klant een pasklare oplossing. Maar je kunt je wel op twee manieren opstellen: *aanbodgericht* of *vraaggericht*.

Aanbodgericht denken
Hierbij ga je uit van de producten of diensten die de huisartsenpraktijk op dat moment in huis heeft. Als een patiënt iets anders wil, dan moet hij niet bij jou zijn. Je herkent mensen die aanbodgericht denken aan de uitspraak: *"Nee, dat kan helaas niet"*. Daarmee is wat hen betreft de kous af.

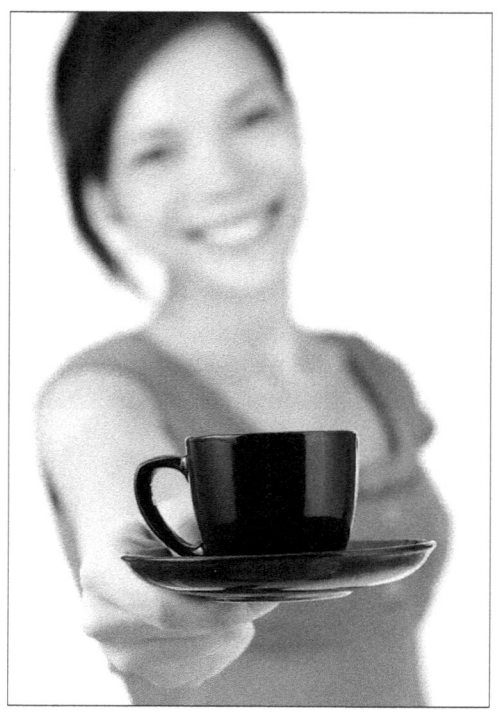

Vraaggericht denken
Ook mensen met een vraaggerichte instelling moeten soms nee verkopen. Alleen stoppen zij niet bij de constatering dat het gevraagde product of de gewenste dienst niet beschikbaar is. Ze gaan actief op zoek naar wat wél mogelijk is.

Mensen die vraaggericht denken zeggen bijvoorbeeld: *"Dit doen wij normaal eigenlijk niet maar ik zal kijken of het in dit geval misschien toch mogelijk is"*. Of: *"Ik kan u helaas niet helpen maar ik zal navragen of er iemand anders is waarbij u met deze vraag terecht kunt"*.

Als voorbeeld van aanbodgericht denken wordt vaak 'de ambtenaar' opgevoerd die zegt: *"Daarvoor moet u niet bij mij zijn"*. Of, ook heel irritant: *"Tja mevrouw, dat zijn nu eenmaal de regels"*. En vervolgens laat hij je staan en gaat hij door met zijn werk.
Heb jij zelf wel eens zo'n situatie meegemaakt? En zo ja: had die ambtenaar ook anders kunnen reageren, op een meer vraaggerichte manier?

Dit gebeurde er:

Zo had het volgens mij ook gekund:

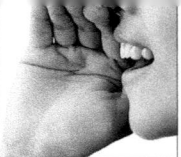

5.4 Klanttevredenheidsonderzoek

Ook al doe je nog zo je best, je zult van tijd tot tijd te maken krijgen met patiënten die ontevreden zijn over de manier waarop ze door jou behandeld zijn. Je kunt hen op twee manieren bekijken:
- als lastige mensen waar je zo snel mogelijk vanaf moet zien te komen
- als mensen waarvan je iets kunt leren

De ober in onderstaande strip beschouwt klagende klanten blijkbaar als lastige mensen. Bedenk een andere manier hoe hij had kunnen reageren en schrijf die reactie in het lege tekstballonnetje.

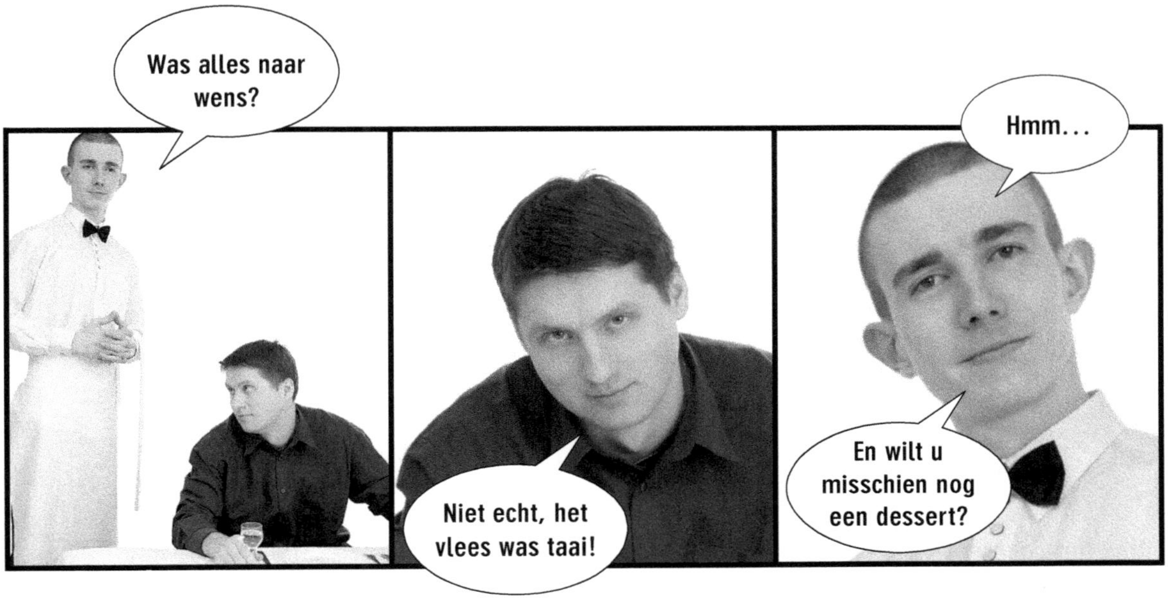

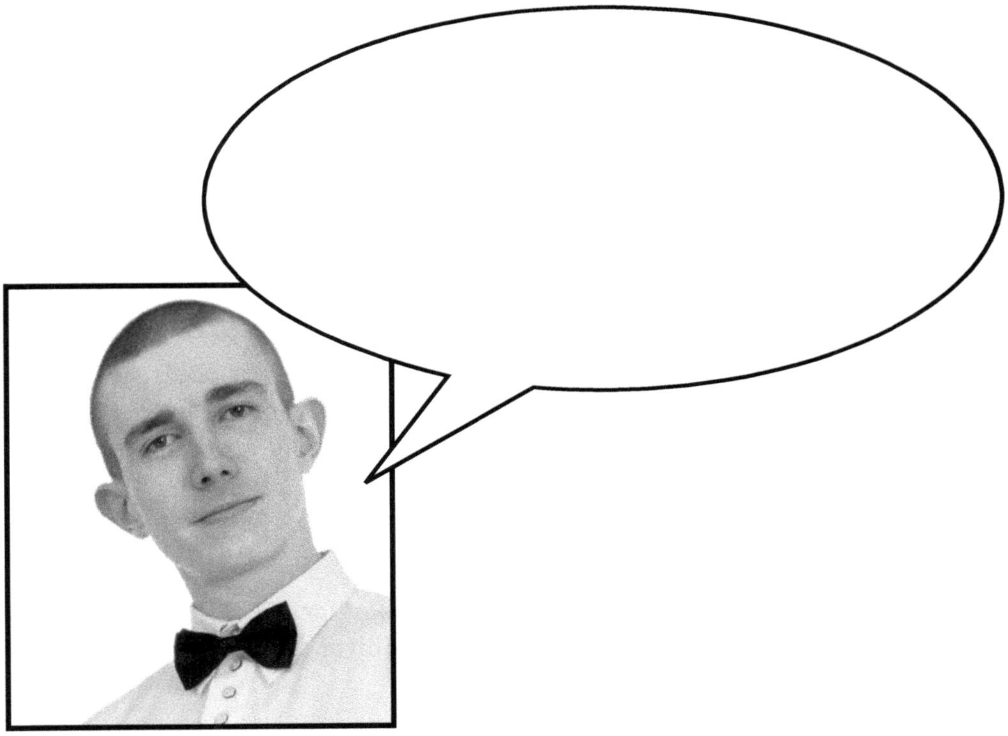

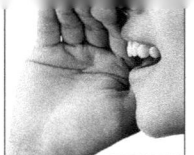

Kritiek krijgen is niet leuk maar geeft wel informatie. Misschien valt er inderdaad iets te verbeteren aan de gang van zaken of aan jouw eigen manier van doen.
Wie afwacht tot klanten zelf met kritiek komen kan soms waardevolle informatie missen. Niet iedereen uit zijn kritiek. Daarom is het goed om van tijd tot tijd zelf het initiatief te nemen en te polsen of alles naar wens is.

Maak in een drietal een opzet voor een klanttevredenheidsonderzoek.
Bedenk eerst:
- Over welke aspecten wil je meer weten?
- Hoeveel klanten wil je bevragen?
- Kies je voor een schriftelijk vorm (vragenlijst) of voor een persoonlijk gesprek ((interview)? Of voor een combinatie van beide?
- Wat ga je doen met de antwoorden?

Werk deze opzet vervolgens uit tot een compleet onderzoek.
Laat dit beoordelen door de docent en voer het onderzoek uit tijdens je volgende stageperiode.

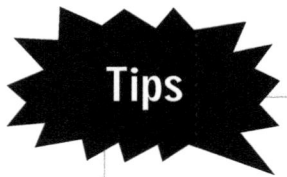

Hou het concreet
Stel geen algemene vragen ("Wat vindt u van deze huisartsenpraktijk?") maar maak ze concreet.
Bijvoorbeeld:
- "Wat vindt u van onze telefonische bereikbaarheid?"
- "Wat vindt u van de informatie die in de wachtkamer ligt?"

Zulke vragen zijn makkelijker te beantwoorden en bieden houvast bij het bedenken van verbeteringen.

Schriftelijk of mondeling?
Een gesprek levert meer informatie op dan een enquête, je kunt dan immers doorvragen. Maar omdat gesprekken meer tijd kosten kun je minder patiënten ondervragen.
Kies je voor een vragenlijst, geef dan bij elke vraag een aantal antwoorden waaruit de patiënt kan kiezen. Dat is prettiger voor hem en maakt verwerking van de resultaten een stuk eenvoudiger. Laat altijd ruimte open voor een afwijkende mening of een nadere toelichting.

Wat doe je met de resultaten?
Onderzoek heeft alleen nut als het informatie oplevert waar jij of de huisarts iets mee kan. Overleg daarom van tevoren: denkt hij of zij dat dit onderzoek bruikbare informatie oplevert?

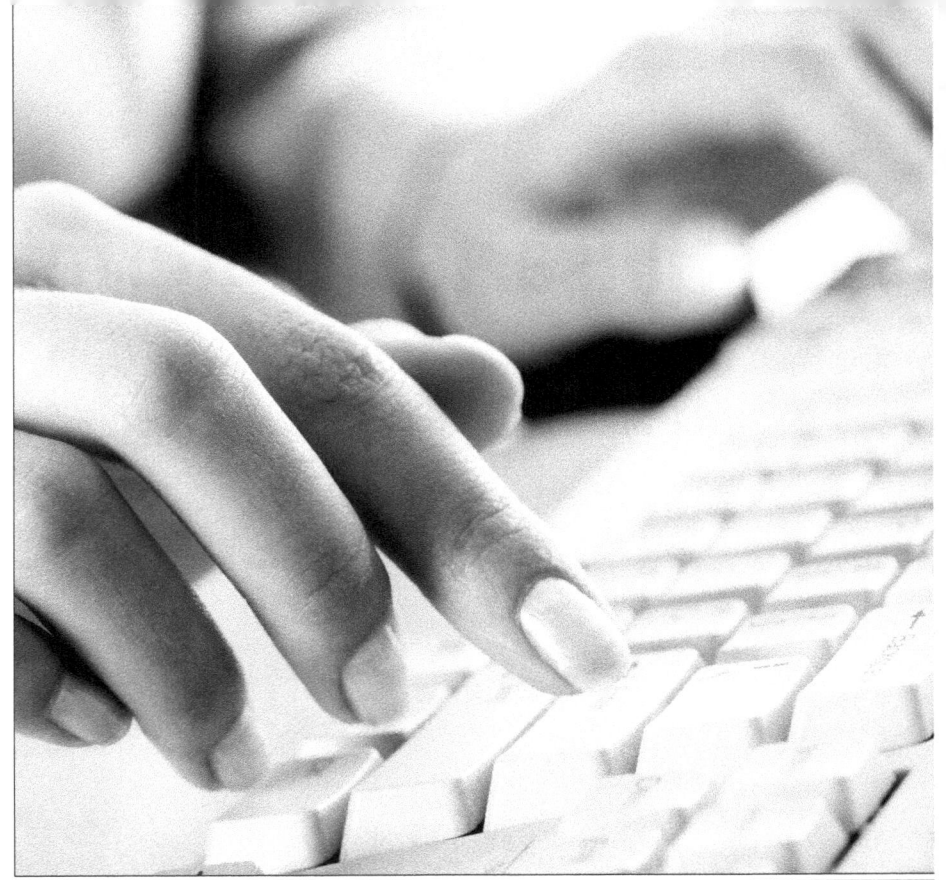

hoofdstuk 6

Administratieve taken

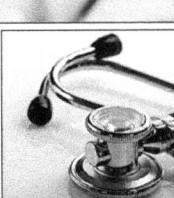
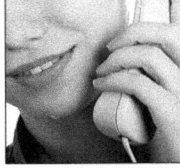
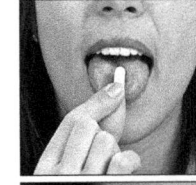
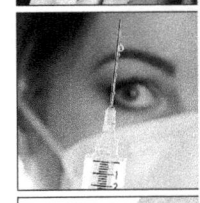
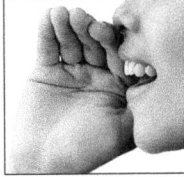
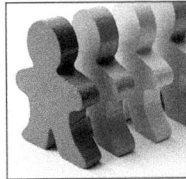
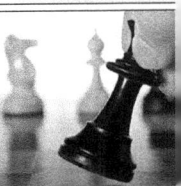

Een doktersassistent is niet alleen maar bezig met patiënten, er moeten elke dag ook de nodige administratieve taken gedaan worden. Patiëntendossiers bijwerken, bestellingen plaatsen, brieven en mails sturen naar leveranciers of collega's, enzovoort.

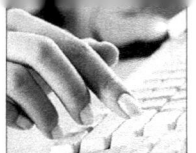

Huisartsen Informatie Systeem

6.1 Medische dossiers bijwerken

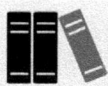 • Basiswerk AG: Zo werkt het in de huisartsenpraktijk (ISBN 978 90 313 6225 7)

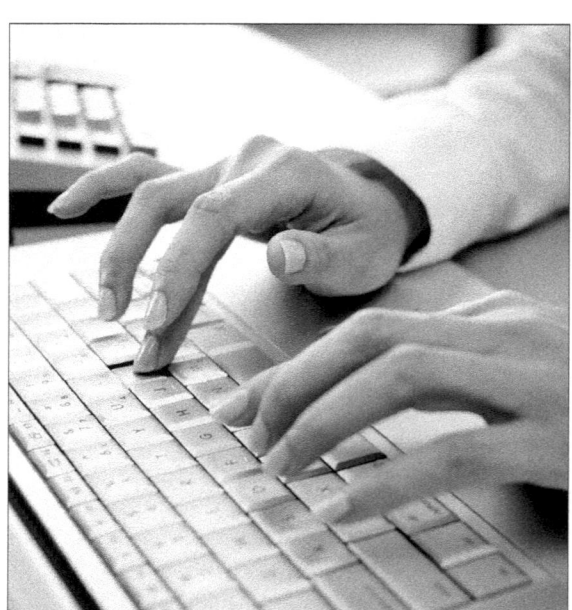

Alle gegevens over de patiënt worden bijgehouden in het Huisartsen Informatie Systeem (HIS).
Verwerk de gegevens van de volgende patiënten in het HIS.

Naam: Geert Groenhorst
Leeftijd: 64
Geboortedatum: 18-10-1946
Adres: Kamperfoelielaan 23, 5157 BL Udenhout
Burgerservicenummer: 029946194
Verzekering: Menzis
Polisnummer: 226.688.271

Telefonisch contact 19-10-2010
- Pijn op de borst.
- Heftig en plotseling opkomend.
- Bijkomende pijn in kaken en armen.

Consult aan huis 19-10-2010
Diagnose: mogelijk hartinfarct

Ter observatie naar St. Anthonius Ziekenhuis (Cardiologie).

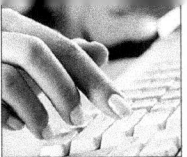

Naam: Paulien van Overbeek
Leeftijd: 44 jaar
Geboortedatum: 10-02-1966
Adres: Oranjesingel 33, 3783 MZ Voorthuizen
Burgerservicenummer: 0273012492
Verzekering: Ohra
Polisnummer: 128.882.001

Telefonisch contact 19-10-2010
- Drukkende pijn op de borst, m.n. bij inspanning.
- Bij rust zakt pijn weer weg.
- Uitstraling naar armen.

Consult 19-10-2010
Diagnose: angina pectoris.
Medicatie: R/ nitroglycerine
S. 1 tabl. zn. sl.

Naam: Mirte Ooms
Leeftijd: 28
Geboortedatum: 02-06-1982
Adres: Bosweg 17, 7312 GT Apeldoorn
Burgerservicenummer: 034992024
Verzekering: Zilveren Kruis/Achmea
Polisnummer: 662.992.554

Telefonisch contact 19-10-2010
- Zeurende pijn op de borst.
- Val van fiets (borst op stuur, 15-10-2010).

Consult 20-10-2010
Diagnose: gekneusde ribben.

Medicatie: R/ paracetamol 500 mg
S. 1-5 dd 1 tabl. zn.

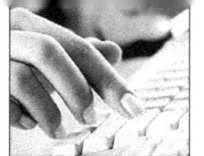

6.2 ICPC-codes

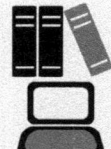

- Basiswerk AG: Zo werkt het in de huisartsenpraktijk (ISBN 978 90 313 6225 7)
- www.agcontext.nl (>extra modules > ICPC codes)

In medische dossiers worden klachten en ziektebeelden aangeduid met een ICPC-code.

Zoek op welke ICPC-codes horen bij onderstaande klachten en aandoeningen.

Symptoom of aandoening	ICPC-code
Pijn op de borst (toegeschreven aan hart)	
Verhoogde bloeddruk	
Angina pectoris	
Borstkast klachten	
Pijn aan het hart	
Angst voor een hartaanval	
Boezem fibrilleren	

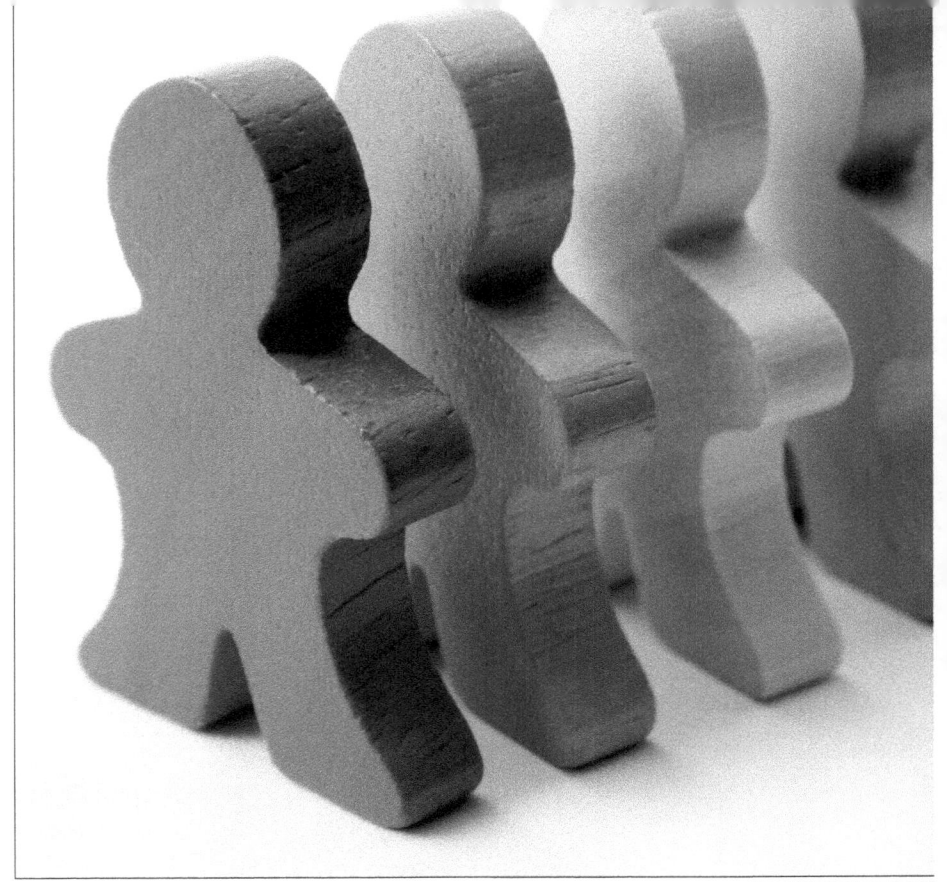

hoofdstuk 7
De maatschappij en jij

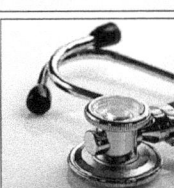
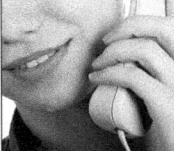
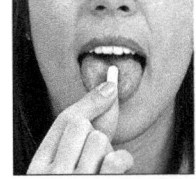
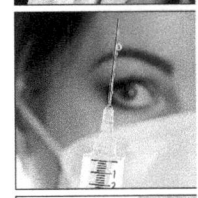
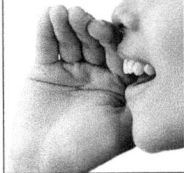
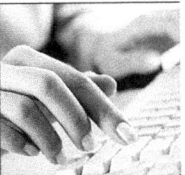
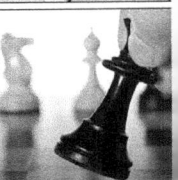

Als doktersassistent sta je midden in de samenleving. Het is belangrijk dat je weet hoe de gezondheidszorg in Nederland geregeld is. Maar ook hoe er in de samenleving gedacht en gesproken wordt over gezondheid. Een goede doktersassistent heeft geen 'medische oogkleppen' op maar heeft oog en begrip voor andere meningen.

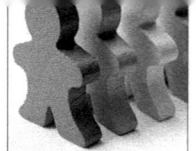

De Arbowet

7.1 Veiligheid gaat boven alles

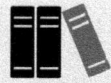 • Basiswerk AG: Inleiding in de gezondheidszorg (ISBN 978 90 313 4647 9)

 • www.arboportaal.nl
• www.mkbservicedesk.nl (> personeelsdesk > regels)

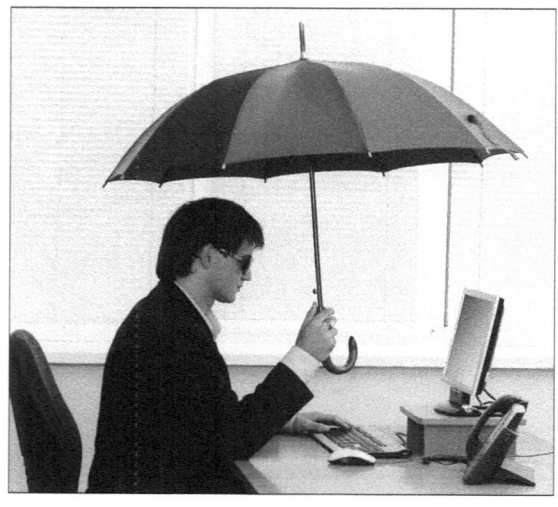

De veiligheid, gezondheid en het welzijn van werknemers en werkgevers zijn geregeld via de wet arbeidsomstandigheden (kortweg: Arbowet). Een arbobeleid begint met het inventariseren van de risico's die de werkplek kan opleveren. Op grond van die analyse kan bepaald worden wat er moet gebeuren om de veiligheid en gezondheid van de werknemers te garanderen. Zo'n notitie heet: *een arbo catalogus*.
De KNMP, CNV en FNV hebben samen een aantal standaard arbo catalogi opgesteld voor ziekenhuizen en apotheken. Aan zo'n catalogus voor de huisartsenpraktijk wordt hard gewerkt.

Hieronder staan 10 risico's die een doktersassistent kan lopen:
- werken met beeldschermen
- lichamelijke belasting
- val- en stootgevaar
- besmetting via de lucht
- besmetting tijdens laboratoriumwerk
- prikincident
- agressie en geweld
- werkdruk
- seksuele intimidatie
- pesten

Kies 3 risico's uit en bedenk voor elk risico een kort verhaaltje. De hoofdrolspeler is steeds doktersassistente Luka de Winter. Geef elk verhaal een pakkende titel die aangeeft om welk risico het gaat.
Beschrijf vervolgens wat Luka aan het doen is, wat er misgaat en wat de gevolgen zijn.
Eindig steeds met een praktische tip: hoe had dit voorval voorkomen kunnen worden?

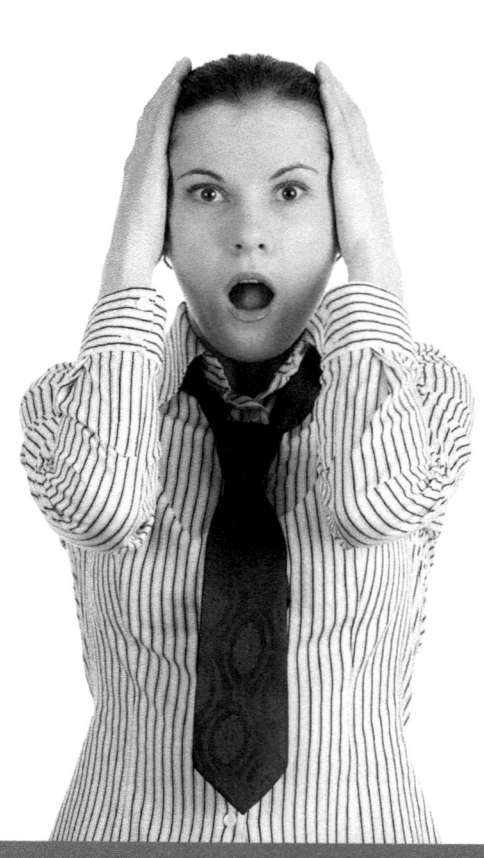

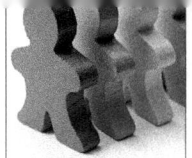

Discussies in de samenleving

7.2 Overgewicht

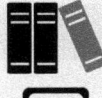

- Basiswerk AG: Eigen spreekuur en chronische ziekten (ISBN 978 90 313 4778 7)
- www.voedingscentrum.nl

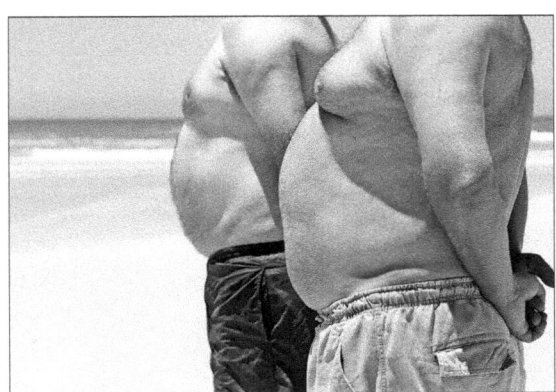

Lange tijd leek overgewicht vooral een Amerikaans probleem te zijn. Geen wonder, want daar komt immers de *fast food cultuur* vandaan. Maar tegenwoordig is het ook een Nederlands probleem: bijna de helft van de volwassenen is te zwaar en bij kinderen ligt dat aantal al op 1 op de 6. Overgewicht is één van de oorzaken van hart- en vaatziekten en diabetes, de grootste gezondheidsrisico's binnen onze samenleving. Als overgewicht ernstige vormen aanneemt spreek je van *obesitas*.

Het is gemakkelijk om een ongezond eetpatroon en een ongezonde leefstijl te ontwikkelen (weinig beweging, roken, veel drinken). Maar moeilijk om ongezonde gewoontes weer af te leren.

Het Voedingscentrum geeft voorlichting over gezond eten. Ze kijkt naar drie hoofdpunten:
- gezondheid
- veiligheid
- kwaliteit

Beschrijf kort waar elk hoofdthema over gaat.

Gezonde voeding

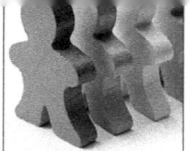

Veilige voeding

Kwaliteit

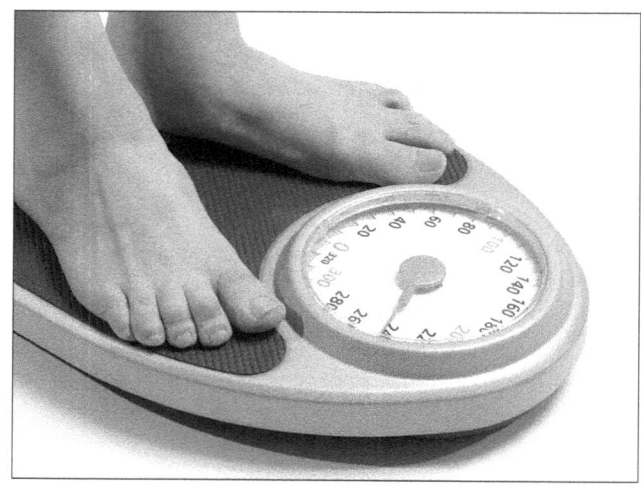

Ga naar de site van het Voedingscentrum.
Kies *Test jezelf* en vervolgens: *meer tests*.

EET JIJ GEZOND?

Doe eerst deze test.
Beantwoord de vragen zo eerlijk mogelijk en noteer het advies dat het Voedingscentrum jou geeft (ook de tips die je per e-mail ontvangt).

Advies van het Voedingscentrum

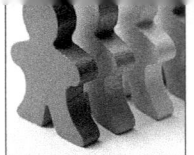

CALORIECHECKER

Doe vervolgens deze test. Maak hiervoor eerst een account aan en activeer dit via de link die je per e-mail ontvangt.
Kies voor de optie "Per dag" en vul zo nauwkeurig en volledig mogelijk in wat je gisteren allemaal gegeten hebt. Noteer hieronder de conclusies en adviezen die uit deze test kwamen.

Advies van het Voedingscentrum

Gisteren heb ik binnengekregen:

- aantal calorieën:

- totale hoeveelheid vet: _____ gram

- hoeveelheid verzadigd vet: _____ gram

Het Voedingscentrum raadt mij aan:

BMI-TEST

Ga tot slot naar de BMI-test. Lees eerst de tekst door zodat je weet waar BMI voor staat. Doe daarna de test. Hoe hoog is jouw BMI en wat betekent dat getal (ben je te licht, precies goed, te zwaar?). Bereken ook de gemiddelde BMI van de hele groep.

Mijn BMI bedraagt:

Mijn gewicht is dus:
- ○ te zwaar ○ aan de zware kant
- ○ goed
- ○ aan de lichte kant ○ te licht

De gemiddelde BMI van de hele groep bedraagt:

Het gemiddelde gewicht van onze groep is dus:
- ○ te zwaar ○ aan de zware kant
- ○ goed
- ○ aan de lichte kant ○ te licht

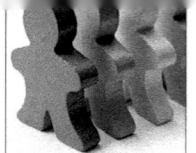

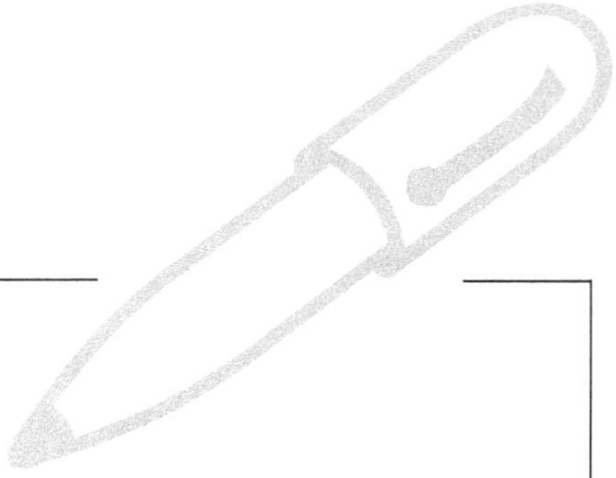

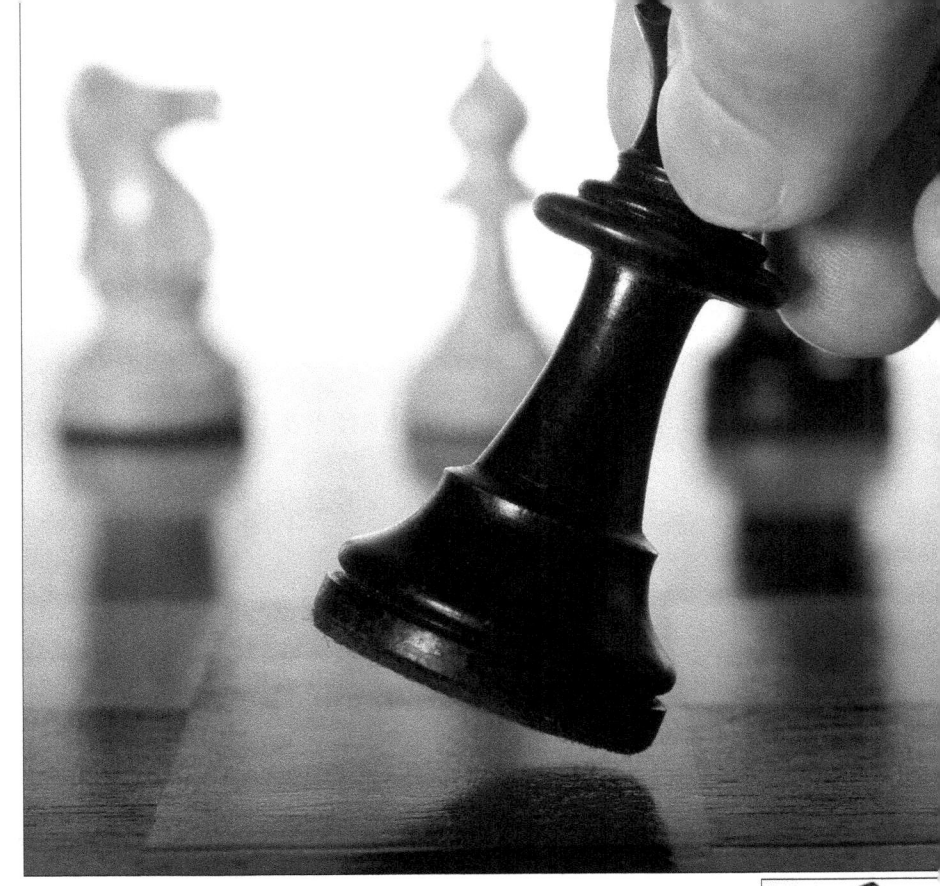

hoofdstuk 8
Persoonlijke groei

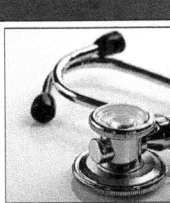
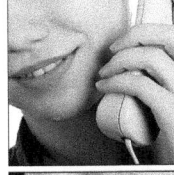
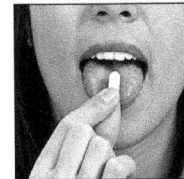
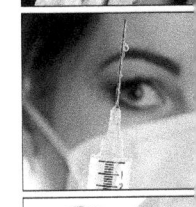
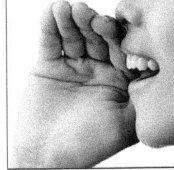
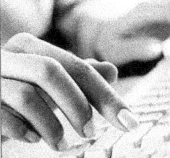
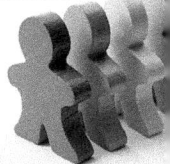

Mensen leren hun hele leven, vanaf de dag dat ze geboren worden tot het moment waarop ze hun laatste adem uitblazen. Van alles wat je meemaakt steek je wel iets op.

Je kunt het aan het toeval overlaten wat je leert of zelf een koers uitstippelen. In dat geval heb je zelf invloed op hoe je leert. Hoe slimmer je het aanpakt, hoe sneller en beter je leert. Tijdens je opleiding en straks in je baan als doktersassistent.

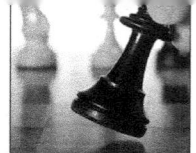

Persoonlijke drijfveren

8.1 Sterke en zwakke kanten

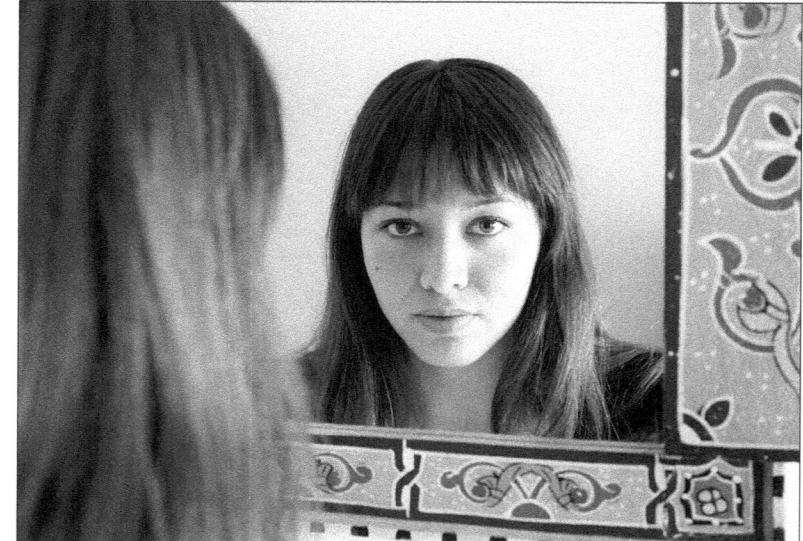

Niemand is perfect, iedereen heeft sterke en zwakke kanten. Het is de kunst om je sterke kanten optimaal te gebruiken en om je zwakkere kanten verder te ontwikkelen.

Bedenk een aantal sterke kanten van jezelf. Formuleer deze in algemene termen, bijvoorbeeld: "*Ik ben muzikaal*" in plaats van "*Ik kan goed piano spelen*".
Denk na over de vraag of die sterke kanten van pas komen als je later doktersassistent bent.

Mijn sterke kanten	Komt dit van pas?

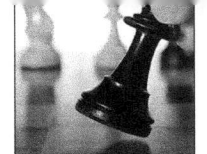

Doe hetzelfde voor je zwakkere kanten. Kunnen deze lastig zijn voor je functioneren als doktersassistent?

Mijn zwakke kanten	Is dit een handicap?

Vorm een groepje en bespreek elkaars persoonlijke analyse. Hebben de anderen hetzelfde beeld van jouw sterke en zwakke kanten?

Kies 3 zwakke kanten van jezelf die je graag als eerste zou willen ontwikkelen. Heb je een idee hoe je dat zou kunnen doen?

Zwakke kanten die ik verder zou willen ontwikkelen

Persoonlijke groei

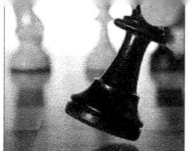

8.2 Ambitie

Je kunt over allerlei vaardigheden en talenten beschikken, als je deze niet gebruikt heb je er weinig aan.
Wat vind jij belangrijk in het leven?

Kies bij onderstaande vragen het antwoord dat jouw ideeën over werken het beste weergeeft.

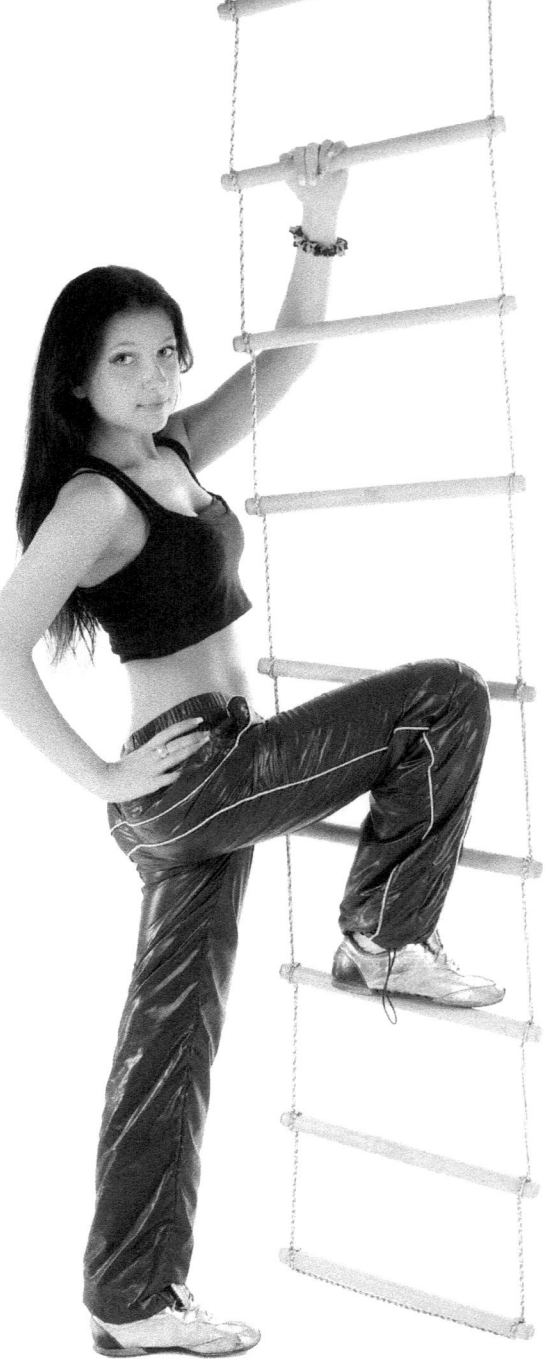

1. Minstens drie weken zomervakantie
- O a. Dat is een absolute must!
- O b. Als het kan dan wil ik dat wel graag.
- O c. Dat vind ik niet per se nodig.

2. Een leidinggevende positie
- O a. Dat is niks voor mij.
- O b. Daar ben ik niet speciaal op uit maar ook niet op tegen.
- O c. Dat is wat ik uiteindelijk wil bereiken.

3. Als ik een miljoen win in de Postcodeloterij
- O a. Dan stop ik meteen met werken.
- O b. Dan ga ik minder werken.
- O c. Dan zet ik het geld op een spaarrekening en blijf ik gewoon werken.

4. Hogerop komen betekent: meer verdienen. Maar ook: harder werken en vaker overwerken.
- O a. Daar heb ik geen zin in, dan maar wat minder geld.
- O b. Ik wil wel carrière maken maar niet als ik er teveel voor moet laten.
- O c. Dat heb ik best over voor een goed salaris.

5. Mijn sociale leven
- O a. Vind ik belangrijker dan mijn werk.
- O b. Werken en een leuk sociaal leven kunnen prima samengaan.
- O c. Als ik het druk heb op mijn werk komen mijn vrienden tijdelijk op de tweede plaats.

Persoonlijke groei

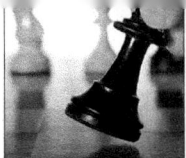

6. Goede voornemens
- a. Daar doe ik niet aan.
- b. Die heb ik soms wel maar er komt vaak niet veel van terecht.
- c. Die voer ik uit: als ik A zeg dan zeg ik ook B!

7. Hoe ziet jouw leven er uit over 10 jaar?
- a. Geen idee, ik zie wel hoe de bal rolt.
- b. Daar heb ik een vage voorstelling van.
- c. Dat zie ik heel duidelijk voor me.

8. Bestaan 'geluksvogels'?
- a. Ja, sommige mensen komt alles gewoon aanwaaien.
- b. Niet echt, maar het moet je in het leven wel een beetje meezitten.
- c. Nee, je hebt je leven zelf in de hand.

9. Je doet je werk 'goed genoeg'
- a. Als je doet wat je gevraagd wordt
- b. Als je zelf tevreden bent over wat je hebt gedaan.
- c. Goed genoeg bestaat niet, het kan altijd beter.

10. Verder studeren tijdens je werk
- a. Als ik straks mijn diploma heb, dan wil ik geen studieboeken meer zien!
- b. Zo nu en dan een cursus volgen lijkt me niet slecht.
- c. Ik wil door blijven leren, ook als ik een baan heb.

A is steeds het minst en C het meest ambitieuze antwoord. B zit daar tussenin. Hoe vaker je C hebt gekozen, hoe ambitieuzer je bent. Tenminste: op het gebied van werk.
Geef aan hoe ambitieus jij bent in je werk: kruis één van onderstaande bolletjes aan.

Wat werken betreft ben ik:

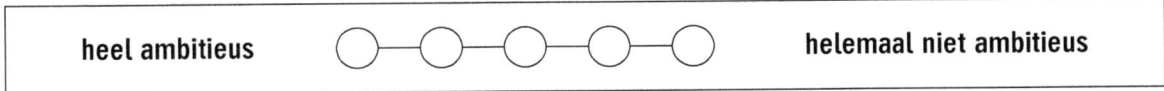

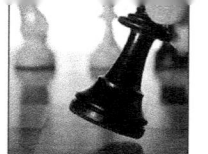

GPSR Compliance
The European Union's (EU) General Product Safety Regulation (GPSR) is a set of rules that requires consumer products to be safe and our obligations to ensure this.

If you have any concerns about our products, you can contact us on

ProductSafety@springernature.com

In case Publisher is established outside the EU, the EU authorized representative is:

Springer Nature Customer Service Center GmbH
Europaplatz 3
69115 Heidelberg, Germany

www.ingramcontent.com/pod-product-compliance
Ingram Content Group UK Ltd.
Pitfield, Milton Keynes, MK11 3LW, UK
UKHW051523180426
11947UKWH00018B/1541